黄帝内经刺骨疗法

李平华　孟祥俊 ◎ 著

全国百佳图书出版单位
中国中医药出版社
·北京·

图书在版编目（CIP）数据

黄帝内经刺骨疗法/李平华，孟祥俊著. —北京：
中国中医药出版社，2021.6
ISBN 978-7-5132-6948-3

Ⅰ.①黄… Ⅱ.①李… ②孟… Ⅲ.①内经—针
刀疗法 Ⅳ.① R221 ② R245.31

中国版本图书馆 CIP 数据核字（2021）第 074497 号

中国中医药出版社出版

北京经济技术开发区科创十三街 31 号院二区 8 号楼
邮政编码 100176
传真 010-64405721
山东百润本色印刷有限公司印刷
各地新华书店经销

开本 880×1230 1/32 印张 11 字数 234 千字
2021 年 6 月第 1 版 2021 年 6 月第 1 次印刷
书号 ISBN 978-7-5132-6948-3

定价 49.00 元
网址 www.cptcm.com

社 长 热 线 010-64405720
购 书 热 线 010-89535836
维 权 打 假 010-64405753

微信服务号 zgzyycbs
微商城网址 https://kdt.im/LIdUGr
官 方 微 博 http://e.weibo.com/cptcm
天猫旗舰店网址 https://zgzyycbs.tmall.com

如有印装质量问题请与本社出版部联系（010-64405510）

内容提要

　　本书通过系统学习、研究、挖掘、拓展《黄帝内经》的刺骨疗法，与中医理论相对接，与临床结合，探索了刺骨疗法的作用、针具、针法、部位、适应证、特点等，从概述、病因病机、诊断、治疗等方面介绍了 54 个病证。本书解决了病深在骨髓的难题，弥补了刺骨疗法在治疗重证、疑难病证中的不足等，形成系统的《黄帝内经》刺骨疗法，是一部实用性参考书，便于学习、运用，适于针灸科、骨伤科、康复科、推拿科、理疗科、中医科医师等阅读、参考。

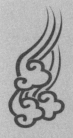

作者简介

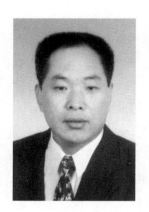

李平华，男，汉族，1963年9月生，山东省巨野县人，主任医师，山东省政协委员。从事针灸治疗、研究30余年，为小周天疗法、五体针刺疗法、腧穴筋膜扩张疗法的发明人之一，系统完善了九针疗法，运用针灸、内经九针、小针刀、浮针、头针、火针等治疗颈肩腰腿痛等疗效显著。编撰了《归经中药学》《针灸腧穴疗法》《小周天微铍针疗法》《黄帝内经九针疗法》《腧穴筋膜扩张疗法》《内经针法——五体针刺疗法》《内经针法——刺络放血》《肩周炎》《腰椎间盘突出症的非手术疗法》《颈椎病》《增生性膝关节炎的非手术疗法》《保守疗法治疗股骨头缺血坏死症》《面瘫的非手术疗法》《强直性脊柱炎的中医特色疗法》《基层医疗实践》等专著。其中《肩周炎》5次再版，1995年第1版中肩周炎的分期已作为肩周炎的国内诊断标准；《颈椎病》3次再版；《腰椎间盘突出症的非手术疗法》《增生性膝关节炎的非手术疗法》2次再版。在省级以上学术刊物发表论文30余篇。1992～1993年作为中医专家赴俄罗斯坐诊。

扫码与作者交流

孟祥俊，男，1970年6月生，河北省威县人，副主任医师，出身中医世家，毕业于山东医科大学，曾在山东省医学科学院工作，现任北京灵枢九针医学研究院院长、中华针刀医师学会常务理事、中华疼痛康复学会常务理事、河北省针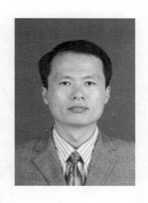刀医学会副秘书长，著名内经九针专家，致力于针法的研究，尤其是九针疗法，为小周天疗法、五体针刺疗法、腧穴筋膜扩张疗法的发明人之一，系统完善了九针疗法，擅长中医骨伤科、内科杂病，尤其精于软伤科脊柱相关疾病的诊断治疗，从事骨伤疼痛、内科杂病治疗、研究20余年，擅长运用内经九针、意象针灸、小针刀、埋线、火针、皮下针等治疗疑难杂症。于国家级医学刊物发表论文20余篇，编著了《小周天微铍针疗法》《黄帝内经九针疗法》《腧穴筋膜扩张疗法》《内经针法——五体针刺疗法》《内经针法——刺络放血》《颈椎病》《保守疗法治疗股骨头缺血坏死症》《强直性脊柱炎的中医特色疗法》《现代骨关节病诊疗学》《灵枢九针治疗慢性疼痛的研究与临床》等书。

扫码与作者交流

两千多年前《黄帝内经》论述了运用刺骨针法短刺、输刺等，治疗骨痹及肾有关病证，由于针具、消毒条件的限制，刺骨只在骨膜、骨质表面进行，不能深入骨内，限制了疗效和治疗范围，故《史记·扁鹊仓公列传》曰："其在骨髓，虽司命无奈之何。"近年来，由于自然科学的发展，医疗器械材质的不断提高，治疗器具日益精细，消毒条件日益完善，西医兴起了用骨减压法治疗骨高压症，取得了较好效果，但病种单纯，运用范围很窄。我们根据临床需要将骨减压器具进行了改变，制成了刺骨针具，治疗骨高压、骨痹等证，在这一方面进行了有益探索。

多年来我们一直致力于学习、研究、探索《黄帝内经》针刺方法的真谛，临床总结、归纳了刺骨疗法治疗疑难病证的经验与体悟，五体最深的组织为骨，骨也是疾病发展的最后、最重、最深阶段，所以对于疑难病证、重证等我们将针刺的重点放在刺骨上，并进行了不懈探索。刺骨最早源自《黄帝内经》的短刺、输刺等，对骨进行摩和压，为此我们尽量挖掘并还原《黄帝内经》刺骨方法原貌和有关论述，同时注重与临

床的结合，对刺骨的机理、针具、深浅、手法、部位、解剖、适应证等方面进行了系统探索，既继承了《黄帝内经》的精髓，又在《黄帝内经》的指导下有所创新、拓展，针具有所改进、针刺深度有所增加，治疗组织结构、病种有所扩大，摸索出一整套方法、规律。针具有《黄帝内经》所用的锋针、长针，又设计了专用刺骨针，替代针具微铍针、特制针刀等，针刺深浅分为刺骨节、骨膜、骨质、骨络等，方法有摩骨、压骨、震骨等，部位以头、脊柱骨为重点，结合四肢骨，治疗病证涉及内、外、妇、儿、五官等各科，适于重证、疑难病证，取得了较好的治疗效果，解决了病在骨髓不可针的问题，丰富了临床针刺方法，同时将获得的一些心得体会进行了总结、归纳、系统化和提升，现整理成书，形成了《黄帝内经刺骨疗法》一书，奉献给读者，以期抛砖引玉，引起同行的关注，共同学习、挖掘、研究、运用、提高、完善，使古老的刺骨疗法焕发出生机、造福于人类社会。

本书是我们的初步总结，由于我们学习《黄帝内经》还很肤浅，理解、运用肯定有不完善、不准确甚至错误之处，本书还有不成熟之处，敬请广大读者、专家批评指正，以便再版时修订完善。

作者

2021 年 2 月

黄帝内经刺骨疗法

目 录

总 论

黄帝内经刺骨疗法

各　论

黄帝内经刺骨疗法

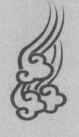

总　论

第一章　骨的基本概念

一、骨的含义

骨是支撑人体形态结构、保护内脏、贮藏骨髓，起活动杠杆作用的坚硬组织（图 1-1）。故《灵枢·经脉第十》说："骨为干。"骨是人体重要组织结构，为五体之一，位居五体组织结构最内者，骨分为躯干骨、上肢骨、下肢骨、颅骨等，都是刺骨部位，《灵枢·骨度十四》对人体骨骼的长短、大小、广

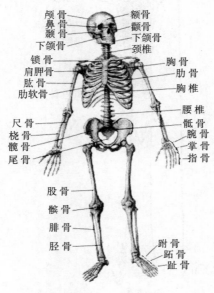

颅骨
鼻骨
颧
下颌骨
额骨
颞骨
下颌骨
颈椎
锁骨
肩胛骨
肱骨
肋软骨
胸骨
肋骨
胸椎
腰椎
尺骨
桡骨
髋骨
尾骨
骶骨
腕骨
掌骨
指骨
股骨
髌骨
腓骨
胫骨
跗骨
跖骨
趾骨

图 1-1　人体骨骼

3

狭等进行了较为详细的描述,《黄帝内经》其他篇章中还对骨的生理功能、病理变化、针刺方法、治疗病证等进行了散在论述, 是现在刺骨治疗的主要依据, 足以证明古人对骨、刺骨的重视程度, 彰显了中华民族祖先的聪明才智。

二、骨的结构

骨的结构包括骨膜、骨质、骨髓、骨络、骨节等（图1-2）。骨膜、骨质、骨髓为骨的主要结构, 骨络为骨髓中的络脉, 是骨经络的末梢, 也是易于瘀滞的部位, 骨节为骨与骨相接之处。

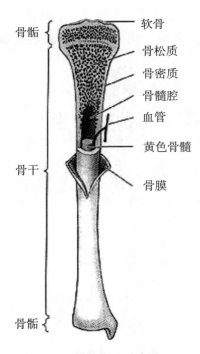

图 1-2　骨的结构

（一）骨膜

骨膜是骨骼表面覆盖的坚固薄膜，介于筋、骨之间的特殊结构，既为骨的重要组成部分，富含神经和血管，对骨的营养、生长有重要作用，又是筋的组成部分，为软组织。骨膜由肝肾之精血充养，对肝肾、筋骨都有调节作用，是短刺、输刺等刺骨的针刺组织，为刺骨疗法的较浅组织、首刺组织，也是最常用组织结构。

（二）骨质

骨质也就是骨骼，是骨坚强的主体部分，包括表层较硬的部分骨密质和内层较软的部分骨松质，是骨膜内、骨髓腔外的部分，亦即我们平常所说的"骨"，为"骨为干"（《灵枢·经脉第十》）的体现，由骨髓充养，肾所主，发挥其"骨为干"的功能，是骨主要功能的承担者，有支持形体、主管运动、容纳骨髓、保护机体等作用，肾虚不能充养于骨，则出现骨痿软、脆弱等，外邪侵袭或内生邪气，阻滞于骨，则骨脉瘀滞、郁结疼痛，骨质是刺骨的主要组织结构。

（三）髓

髓是骨管中的膏样精微物质，与骨皆为奇恒之腑之一，又为骨内组织，分为脑髓、骨髓，由先天之精化生，后天之精充养、补充。有养脑、充骨、化血之功。

1. 滋养骨骼

髓藏骨中，骨赖髓以充养。精能生髓，髓能养骨，肾精充足，骨髓生化有源，骨骼得到骨髓的滋养，则生长发育正常，才能保持其坚刚之性。若肾精亏虚，骨髓失养，就会出现骨骼脆弱无力，或发育不良等。

2. 充养脑髓

髓以先天之精为主要物质基础，赖于后天之精的不断充养，特殊之髓由脊髓而上引入脑，成为脑髓，故曰脑为髓海，《素问·五脏生成篇第十》曰："诸髓者，皆属于脑。"脑得髓养，脑髓充盈，脑力充沛，则元神之功旺盛，耳聪目明，体健身强。由于先天不足或后天失养，以致肾精不足，不能生髓充脑，可以导致髓海空虚，出现头晕、耳鸣、两眼昏花、失眠、健忘、腰胫酸软，或小儿发育迟缓、囟门迟闭、身体矮小、智力低下、动作迟钝等。

3. 化生血液

肾主精生髓，髓由肾精所化生，《素问·痿论篇第四十四》曰："肾主身之骨髓。"肝主血，精血可以互生，精生髓，髓亦可化血。《素问·阴阳应象大论篇第五》曰："肾生骨髓，髓生肝。"《素问·生气通天论篇第三》曰："骨髓坚固，气血皆从。"

（四）骨络

骨络是骨髓的血络，是络脉分布于骨髓的部分，也是髓的组成部分，由于对骨的生理、病理具有重要作用，故单列论述。正常骨络富含营血，充养骨髓、骨骼，对骨具有滋润、濡养作用，如果外感六淫或内生邪气郁滞骨络，骨络不通，不能发挥其滋润、濡养作用，反而瘀滞不通，发为疾病，骨络为骨疾病发展的最深阶段，也因为处于最深部位，古代受针具、消毒条件限制，无法对骨络针刺。现在已形成了成熟的骨络针刺手法，一般针刺疗效欠佳时，只有通过针刺骨络，排出骨络中瘀血、邪气，促进血液循行，才能恢复骨络的正常功能。

脑髓的血络为骨络的特殊形式，脑络瘀滞会产生脑部病证，虽然不能针刺脑络放血，但也可以通过针刺颅骨来疏通颅骨络脉，对其进行间接治疗，也有较好疗效。

（五）骨节

骨节（图1-3）是骨骼的节，骨头间相接之处，也就是关节，也称骨空，不是骨内组织，但是决定机体运动范围的结构单元，是治疗骨病的常用部位，故单列论述。

骨节由人体脏腑精血充养，《素问·五脏生成篇第十》曰："此四肢八溪之朝夕也。"《灵枢·卫气失常第五十九》曰："骨之属者，骨空之所以受液而益脑髓者也。"人体完美进化的各个骨节，根据人体功能需要而有一定结构和活动范围，维系着人体力的平衡和功能活动，由于外邪侵袭、骨节筋骨失养，筋拘急、挛缩，日久骨节形态、功能出现改变，引起拘急、疼痛、间隙改变等临床症状，《灵枢·九针论第七十八》曰："八者，风也，风者，人之股肱八节也。八正之虚风伤人，内舍于骨解腰脊节腠之间，为深痹也。"

五脏功能失调，也会出现骨节病变，而且有较强的对应关系，如心肺对应双肘，肝对应双腋，脾对应双髀髋，肾对应双腘膝等，《灵枢·邪客第七十一》曰："肺心有邪，其气留于两肘；肝有邪，其气流于两腋；脾有邪，其气留于两髀；

肾有邪，其气留于两腘。凡此八虚者，皆机关之室，真气之所过，血络之所游，邪气恶血，固不得住留，住留则伤筋络骨节，机关不得屈伸，故病挛也。"

骨节结构、运动范围出现改变，则影响人体力的平衡，尤其脊柱、下肢骨节运动范围出现改变，会出现整个机体力的平衡失调，导致相关组织、器官的功能受到影响，日久出现功能的异常改变和各种各样的临床症状，引起脊柱相关病证。

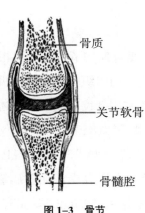

骨质

关节软骨

骨髓腔

图1-3 骨节

三、骨与脏腑的关系

骨为五体之一，由脏腑所主，与肾存在着对应关系，关系最为紧密，与肝、脾也有一定关系。

（一）肾主骨

1. 肾主骨，对应于骨

五脏之中，肾与骨有着直接对应关系，《素问·宣明五气篇第二十三》曰："肾主骨。"肾主骨表现为肾充骨、肾合骨，

《素问·六节藏象论篇第九》曰："肾者主蛰，封藏之本，精之处也，其华在发，其充在骨。"是肾充养骨。《素问·五脏生成篇第十》曰："肾之合骨也，其荣发也。"是肾合骨，说明了肾与骨的内在对应关系，《素问·金匮真言论篇第四》曰："北方黑色，入通于肾，开窍于二阴，藏精于肾，故病在溪；其味咸，其类水，其畜彘，其谷豆，其应四时，上为辰星，是以知病之在骨也。"肾藏精，精生髓，髓又充养于骨，所以骨骼的生理功能与肾精有密切关系。髓藏于骨骼之中，称为骨髓。肾精充足，则骨髓充盈，骨骼得到骨髓的滋养，才能强劲坚固。《素问·上古天真论篇第一》对肾主骨按年龄做了详细论述，"女子七岁，肾气盛，齿更发长……三七肾气平均，故真牙生而长极。四七筋骨坚，发长极，身体盛壮……丈夫八岁，肾气实，发长齿更……三八肾气平均，筋骨劲强，故真牙生而长极。四八筋骨隆盛，肌肉满壮。五八肾气衰，发堕齿槁……七八……天癸竭，精少，肾脏衰，形体皆极，八八则齿发去"。

2. 肾病产生骨的病变

如果肾精虚少，则骨髓空虚，《素问·逆调论篇第三十四》曰："肾不生则髓不能满。"不能充养于骨，就出现骨骼软弱无力，甚至骨骼发育障碍等，《灵枢·本脏第四十七》精辟论述了肾的形态及位置与骨生理、病理的关系，"肾小则脏安难伤；肾大则善病腰痛，不可以俯仰，易伤以邪。肾高则苦背膂痛，不可以俯仰；肾下则腰尻痛，不可以俯仰，为狐疝。肾坚则不病腰背痛，肾脆则善病消瘅易伤。肾端正则和利难伤，肾偏倾则苦腰尻痛也"。

肾主骨的功能异常可出现各种病证，如骨痹、骨枯、骨痿、骨蒃等。《灵枢·五邪第二十》曰："邪在肾，则病骨痛阴痹，阴痹者，按之而不得，腹胀腰痛，大便难，肩背颈项痛，时眩。"《灵枢·经脉第十》曰："足少阴气绝则骨枯。少阴者冬脉也，伏行而濡骨髓者也，故骨不濡则肉不能著也；骨肉不相亲则肉软却；肉软却故齿长而垢，发无泽，发无泽者骨先死。戊笃己死，土胜水也"。《素问·痿论篇第四十四》曰："肾气热，则腰脊不举，骨枯而髓减，发为骨痿。"《素问·脉要精微论篇第十七》曰："骨者髓之府，不能久立，行则振掉，骨将惫矣。"《素问·气交变大论篇第六十九》曰："岁水不及……民病腹满，身重，濡泄，寒疡流水，腰股痛发，腘腨股膝不便。烦冤，足痿清厥，脚下痛，甚则跗肿，藏气不政，肾气不衡，上应镇星、辰星，其谷秬……水不及……其脏肾，其病内舍腰脊骨髓，外在溪谷踹膝。"

3. 肾与骨主形体

肾主骨，骨是人体支架，骨为人体提供刚性支撑，为肌肉提供杠杆系统，是构成人体外形的关键组织。《灵枢·五癃津液别第三十六》曰："肾为之主外。"外邪侵袭或肾虚弱不能主骨，除出现骨质松软、枯槁外，还可出现骨功能、形态结构的改变，如增生性膝关节炎、膝内外翻变形、股骨头缺血坏死症下肢缩短、强直性脊柱炎的脊柱变形等，《灵枢·邪客第七十一》曰："肾有邪，其气留于两腘。"

4. 肾主齿

齿为骨之余，即齿与骨同出一源，牙齿亦为肾中精气所充。肾精充盛则骨髓生化有源，骨髓充足则骨骼得养，坚劲有力，牙齿也就坚固不易脱落。肾虚齿无以充养，则牙齿枯槁松动，易于脱落。《灵枢·经脉第十》曰："足少阴气绝则骨枯……齿长而垢。"

（二）其他脏腑与骨

其他脏腑与骨没有直接归属关系，多为间接关系，但对骨的生理、病理有重要影响。

1. 肝与骨

肝藏血，肾藏精，精血相互资生，在正常生理状态下，肝血依赖肾精的滋养，肾精又依赖肝血的不断补充，肝血与肾精相互资生、相互转化，故称精血同源、肝肾同源，《素问·阴阳应象大论篇第五》曰："北方生寒，寒生水，水生咸，咸生肾，肾生骨髓，髓生肝。"揭示了肝肾两脏之间相互联系、相互影响的密切关系。肾精充养于骨，也依赖于肝血的滋养。

肝与骨的关系还表现在肝主筋、肾主骨，筋骨相邻、相连，其气相通，筋包裹骨骼、约束骨的运动，肝血充足，则筋韧骨强，肝血不足，则筋骨痿软脆弱。

2. 脾与骨

脾胃为后天之本，气血生化之源，肾为先天之本，肾精依赖脾胃所化生气血的补充，尤其后天之本脾的充养，也可以说精与血都来源于脾消化吸收的水谷精微。脾气健运，气血充足，肾精得以补充才能充足，主骨的功能才能正常。《灵枢·痈疽第八十一》曰："肠胃受谷，上焦出气，以温分肉，而养骨节，通腠理。"

液有充养于骨的作用，而液由脾化生，脾气旺盛，液化生充足，则骨得养，骨节屈伸刚强有力。《灵枢·决气第三十》

11

曰："谷入气满，淖泽注于骨，骨属屈伸，泄泽补益脑髓，皮肤润泽，是谓液。"脾虚液化生不足，骨失所养，则屈伸不利、疼痛等。《灵枢·决气第三十》曰："液脱者，骨属屈伸不利，色夭，脑髓消，胫酸，耳数鸣。"《灵枢·五癃津液别第三十六》曰："五谷之津液，和合而为膏者，内渗入于骨空，补益脑髓，而下流于阴股。阴阳不和，则使液溢而下流于阴，髓液皆减而下，下过度则虚，虚故腰背痛而胫酸。"

（三）脏腑与骨节关系

骨节为骨的组成部分，是两个或两个以上骨与骨的连接部位，是骨与骨相接之处，由脏腑化生的精微充养，《灵枢·卫气第五十二》曰："五脏者，所以藏精神魂魄者也；六腑者，所以受水谷而行化物者也。其气内于五脏，而外络肢节。"

脏腑有病，骨节失养，表现为骨节的异常，如果肺与心有邪，则邪气居留在两肘；肝有邪，则邪气居留在两腋窝；脾有邪则气居留在两髀；肾有邪，则邪气居留在两腘。以上"八虚"，都是关节屈伸的枢纽，也是真气和血络通行的要处。邪气和恶血，不能盘踞或停留，如有停留，就会损伤筋脉骨节，使关节屈伸不利，以致发生拘挛疼痛的症状，出现骨节形态异常改变，影响其功能活动。《灵枢·邪客第七十一》曰："肺心有邪，其气留于两肘；肝有邪，其气流于两腋；脾有邪，其气留于两髀；肾有邪，其气留于两腘。凡此八虚者，皆机关之室，真气之所过，血络之所游，邪气恶血，固不得住留，住留则伤筋络骨节，机关不得屈伸，故病挛也。"

黄帝内经刺骨疗法

四、骨与经脉的关系

《黄帝内经》论述了五体与经络的关系，皮与十二皮部相对应，脉与经脉、络脉、经别相对应，筋、肉与经筋相对应，骨是坚硬组织，没有论述与其对应的经络结构，好像与经脉关系不太紧密，其实骨与筋、肉、皮一样，与脉有着密切联系，骨由经脉运行的营养物质充养，《灵枢·本脏第四十七》曰："经脉者，所以行血气而营阴阳、濡筋骨、利关节者也。"同时骨外骨膜、骨内之髓布满脉、络，骨骼有孔供血脉出入，骨组织的生长、代谢靠细小络脉进行。其与经络的关系，散在于经脉、络脉、经别、经筋、皮部中，与督脉、足少阴肾经、足太阳膀胱经、足少阳胆经等关系较为紧密。

（一）督脉与骨

督脉行于脊柱骨、颅骨内外，与脊柱、颅骨、脑髓、脊髓并行，且因督脉上属于脑，下属于肾、络于肾，督脉与肾、骨关系密切，可以认为督脉为骨与肾功能联系的桥梁，《素问·骨空论篇第六十》曰："督脉者，起于少腹以下骨中央……合少阴上股内后廉，贯脊属肾，与太阳起于目内眦，上额，交巅上，入络脑，还出别下项，循肩髆内，侠脊抵腰中，入循膂，络肾。"

督脉通利则脊柱强健、屈伸自如，如果督脉功能异常，则因督脉虚弱而空虚、鼓动无力，或督脉因外邪侵袭、痹阻脉道而出现脊柱等异常，同时还会出现肾虚病证。《素问·骨空论篇第六十》曰："督脉为病，脊强反折。"《素问·骨空论篇

13

第六十》曰："此生病，从少腹上冲心而痛，不得前后，为冲疝；其女子不孕，癃，痔，遗溺，嗌干。"

督脉为阳脉之海，流行的经气为元阳，也具有温骨益髓的作用，督脉空虚，温运失职，可出现腰脊等机体冷痛。

由于督脉与骨的密切关系，督脉之骨是最主要的刺骨部位，《素问·骨空论篇第六十》曰："督脉生病治督脉，治在骨上。"通过针刺督脉之骨脊柱骨、颅骨正中等可调节督脉、脏腑、经络的功能，治疗其相关病证。

（二）足少阴经与骨

足少阴肾经与骨同属水，足少阴肾经循行于腰脊，《灵枢·经脉第十》曰："肾足少阴之脉……上股内后廉，贯脊，属肾络膀胱。"经气与肾相通、相连、相属，其气相求，共同主骨，供骨以营养，《灵枢·经脉第十》曰："少阴者冬脉也，伏行而濡骨髓者也。"足少阴肾经络脉、经筋加强了与腰脊的联系，《灵枢·经脉第十》曰："足少阴之别，名曰大钟。当踝后绕跟，别走太阳；其别者，并经上走于心包下，外贯腰脊。"《灵枢·经筋第十三》曰："足少阴之筋……循脊内挟膂，上至项，结于枕骨。"

足少阴肾经充实通利，则腰脊强健，如足少阴肾经不足，骨失所养，则骨骼枯槁，《灵枢·经脉第十》曰："足少阴气绝则骨枯……故骨不濡则肉不能著也，骨肉不相亲则肉软却，肉软却，故齿长而垢，发无泽。发无泽者，骨先死。"足少阴肾经因外邪侵袭或内生病邪郁滞，痹阻于骨则腰脊疼痛、屈伸不利。《灵枢·经脉第十》曰："是主肾所生病者……脊股内后廉痛。"《灵枢·经脉第十》曰："足少阴之别……其病气逆则烦闷，实则闭癃，虚则腰痛。"《灵枢·经筋第十三》曰："足少阴之筋……其病足下转筋，及所过而结者皆痛及转筋。病在此者……在外者不能俯，在内者不能仰。故阳病者，腰反折不能俯，阴病者，不能仰。"这些病证，虽然是足少阴经脉病证、络脉病证、经筋病证，但也是骨之病证。

（三）少阳主骨

《黄帝内经》认为骨由肾所主，足少阴经腧穴治疗骨病，此为常态，但《黄帝内经》也认为少阳主骨，少阳主骨出于《素问·热论篇第三十一》，其云："三日少阳受之，少阳主骨，其脉循胁络于耳，故胸胁痛而耳聋。"《灵枢·经脉第十》又再次强调，"胆足少阳之脉……是主骨所生病者，头痛，颔痛，目锐眦痛，缺盆中肿痛，腋下肿，马刀侠瘿，汗出振寒，疟，胸胁肋髀膝外至胫绝骨外踝前及诸节皆痛，小指次指不用"。坐实了少阳主骨，同时少阳少阴皆为枢，其络别通。少阳经气虚弱、不利、不通，除出现循行部位症状外，也出现骨的症状，少阳经腧穴也治疗骨的病证，刺骨疗法少阳经腧穴也是常用刺骨的部位，尤其是足少阳经髓会悬钟和骨节处腧穴丘墟等。少阳主骨的原因如下：

1. 骨与胆同气相求

骨为干，骨质坚硬刚性，胆主决断，亦刚性，其性相同，同气相求、相通，胆的经脉为足少阳经，循行体侧，尤其下肢，为常用刺骨部位，故称少阳主骨。全元起注云："少阳者，肝之表，肝候筋，筋会于骨，是少阳之气所荣，故言主于骨。"

15

2. 筋骨交织，联系广泛

肝胆主筋，足少阳经、足厥阴经与筋相对应，筋骨同为机体深部组织，交织在一起，联系广泛，所有骨与机体的联系、运动，都是靠筋维系的，所以民间有"打断骨头连着筋"之说，筋骨病变症状多同时出现，对于骨病的治疗，除刺骨外，刺筋也具有一定的作用。《灵枢·经筋第十三》曰："足少阳之筋……其病小指次指支转筋，引膝外转筋，膝不可屈伸，腘筋急，前引髀，后引尻，即上乘䏚季胁痛，上引缺盆、膺乳、颈，维筋急。"

3. 足少阳经悬钟为髓会

足少阳经悬钟为八会穴之一，髓的会穴，是髓气汇聚之处，具有治疗髓之病证的作用，髓充养于骨，也治疗骨病，故足少阳经通过髓会悬钟可治疗胸、胁、肋、髀、膝外至胫、绝骨、外踝前及诸节皆痛等骨的病证。

（四）足太阳经与骨

膀胱与肾相表里，足太阳膀胱经与足少阴肾经相交、相连、相通，同属水共同为骨供应精血，足太阳膀胱经的大杼穴为骨之会，是骨之气汇聚之处，增生性膝关节炎、股骨头缺血坏死症等骨病，大杼穴处多有压痛等阳性反应，足太阳经经气异常，大杼处郁结，使人体产生骨骼疼痛等病证。如太阳之气有余，可以发生骨痹、身体沉重；不足则发生腰背偻曲不能伸、下肢拘挛、腰痛、遗精等肾痹症状。《素问·四时刺逆从论篇第六十四》曰："太阳有余病骨痹身重；不足病肾痹。"《素问·脉解篇第四十九》曰："太阳所谓肿腰脽痛者，正月太阳寅，寅，太阳也，正月阳气出在上，而阴气盛，阳未得自次也，故肿腰脽痛也。病偏虚为跛者，正月阳气冻解地气而出也，所谓偏虚者，冬寒颇有不足者，故偏虚为跛也，所谓强上引背者，阳气大上而争，故强上也。所谓耳鸣者，阳气万物盛上而跃，故耳鸣也。"椎旁膀胱经为调节脊柱后关节的部位，也是主要刺骨部位。

（五）任脉与骨

任脉为阴脉之海，总督诸阴经，与骨关系是通过任脉下部内藏元阴实现的，元阴为阴液的根本，而阴精充养骨髓，《素问·骨空论篇第六十》曰："任脉者，起于中极之下，以上毛际，循腹里，上关元，至咽喉，上颐循面入目。"任脉还参与任督小周天的循环，共同维系着阴阳平衡，使肾精气运行、布散正常，主骨的功能正常，任脉之穴天突、膻中、鸠尾、曲骨为刺骨的常用部位。

五、骨与其他四体的关系

骨为五体之一，与其他四体紧密相连，生理密切配合、协调，相须为用，病理相互影响，产生病变。

（一）骨与筋

骨与筋位居五体深部，直接相邻、相连，骨又位于筋的里面，由筋包裹，即骨在筋的包裹之中，骨支撑筋，筋对骨的影响最直接、最大。

1. 骨的血供源于筋

骨的血液供应通过筋，由筋进入骨内，其实供应骨的血管本身也是筋，筋正常，则骨血供正常，筋挛就会卡压血管，血脉使之瘀阻，血供受影响，则骨血供不足，如股骨头缺血坏死症就是血管阻塞引起的骨病。

2. 筋束骨

《素问·痿论篇第四十四》曰："宗筋主束骨而利机关。"筋有裹束、连缀骨的作用，把筋肉与骨、关节连为一体，当筋收缩和伸展时，骨与关节亦随之运动。

筋的收缩和伸展，是阴阳协调活动的表现，阳的一方收缩，阴的一方同时舒展，或阴的一方收缩时，同时阳的一方舒展，一阴一阳协调自然，关节活动自如，此为利关节。所以宗筋具有束骨和利关节的作用。

如果筋的舒缩异常，日久则会引起骨节的改变，如间隙变大、变小、变宽、变窄等，出现骨节功能改变的病证，如增生性膝关节炎等。《素问·长刺节论篇第五十五》曰："病在筋，筋挛节痛，不可以行，名曰筋痹。"

3. 筋骨同强同弱

肝藏血，肝主筋，肾藏精，肾主骨，肝肾同源，精血相互资生，肝血依赖肾精的滋养，肾精又依赖肝血的不断补充。肝肾功能正常，精血充足，筋骨得养，则筋韧骨强，肝肾亏虚，精血不足，筋骨失养，则筋骨共同痿软。

4. 筋塑骨

筋可改变骨的强弱，筋正常强力牵拉的骨强健，异常强力牵拉的可使骨异常强健，如舞蹈演员的足部。筋牵拉力不足的骨发生废用性痿软、疏松。筋的病理性牵拉也可造成骨的病理结构改变，如骨质增生是筋长期牵拉的结果，筋牵拉的方向就是骨增生的方向，这也是骨质增生的主要原因，代偿性牵拉出现生理性增生，失代偿性牵拉出现病理性增生，即骨质增生症。

（二）骨与肉

骨与肉不直接相连，通过筋连结在一起，发挥运动等功能活动。

1. 构成体壁，护卫机体

骨与肉是体壁的主要组织结构，骨为干、肉为墙，共同护卫着机体，免受外力损伤、外邪侵袭。《灵枢·经脉第十》曰："骨为干……肉为墙。"

2. 骨肉协调，完成运动

肌肉产生力，骨为力的杠杆、力臂，共同完成人体各种力的功能活动，功能活动的正常，需依赖骨形态、结构正常和肌肉舒缩正常。

3. 异常牵拉，形态改变

人体力的失衡，肌肉的异常收缩，通过筋持久牵拉骨，使骨的形态改变，如大腿肌肉紧张的异常牵拉，日久可出现膝内翻、膝外翻畸形，腰部肌肉异常牵拉，日久可出现腰椎侧弯、变直等畸形，刺骨疗法治疗骨的同时，也可配合针刺肉筋，调节力异常改变，纠正牵拉力的有余、不足，使之恢复平衡。

（三）骨与脉

骨与脉的关系从骨与经脉关系可知，就整体而言，骨与经脉皆有联系，以督脉、任脉、足少阴经、足太阳经、足少阳经等关系密切，由经脉为其运输精血，生髓充骨，脏腑与骨的联系，也是通过经脉实现的。《灵枢·本脏第四十七》曰："经脉者，所以行血气而营阴阳、濡筋骨、利关节者也。"就局部来说，局部经脉为其运输精血。经脉功能正常、运行通顺，则精血充足，骨骼强健。经脉虚弱、功能不足，则精血亏虚，骨失所养。经脉郁滞，精血痹阻，则骨痹疼痛。

脉为骨运输精血的通路，也是病邪传播的通路，病邪可从经络内传于骨。如络脉邪盛则入客于经，其入经也，从阳部注于经，其出者，从阴内注于骨，出现骨的病证。《素问·皮部论篇第五十六》曰："络盛则入客于经，其入经也，从阳部注于经，其出者，从阴内注于骨。"

（四）骨与皮

骨位于最里，皮位于最表，骨与皮相距较远，多没有直接相连，但肾其华在发，太阳主表，腠理、发可反映肾与骨的状况，《灵枢·本脏第四十七》曰："黑色小理者肾小，粗理者肾大……肾合三焦、膀胱，三焦、膀胱者，腠理、毫毛其应……肾应骨，密理厚皮者三焦膀胱厚，粗理薄皮者三焦膀胱薄。疏腠理者三焦膀胱缓，皮急而无毫毛者三焦膀胱急。毫毛美而粗者三焦膀胱直，稀毫毛者三焦膀胱结也。"

某些特殊部位，筋肉薄弱，甚至没有，皮与骨直接紧密相连，针刺过皮即是骨，如头部、脊柱棘突、骶中嵴、髂后上棘、髂前上下棘、尾骨、胸骨、曲骨、髌骨、肱骨内上髁等，各个骨节如骶髂、髋、膝、踝、跖、肩、肘、腕、胸锁、肩锁关节及周围骨突等，皮下就是骨骼，穿过皮即至骨，即可刺骨，这对于刺骨具有重要意义，这些部位是常用的刺骨部位，也是较好刺骨部位，同时避免了对筋肉脉等软组织的损伤，达到刺骨不伤筋肉脉的目的。

第二章 骨的功能

骨为五体之一，参与人体的构成和各种功能活动，具有重要的作用。

一、骨骼内腔，贮藏骨髓

《素问·脉要精微论篇第十七》曰："骨者，髓之府。"骨内有空腔，容纳脊髓，髓居骨中，骨为髓府，故骨有贮藏骨髓的作用。骨髓又能充养骨骼，骨的生长、发育、坚脆与髓有着密切关系，骨髓充盈，骨骼得养，则骨骼强健，功能正常。劳欲过度，精血亏虚，骨髓不足，则骨失所养，骨骼痿软。外邪侵袭，或七情内伤，或劳损，导致骨髓气血郁滞，骨络脉瘀积怒张，引起骨失所养，顽固疼痛，治疗有时需刺其骨质、骨络。

二、机体支架，支持形体

骨为五体之一，是人体的重要组织结构，一般成人骨占体重 1/5 左右，参与人体的构成，并与人体其他组织进行物质交换，骨有固定的形状，不因外力而改变，有刚强之性，其他四体形状均随外力改变，骨及其连接的骨节是人体固定形状、功能的保证，离开了骨，人体的形态和功能将丧失。

黄帝内经刺骨疗法

　　骨骼为头、躯干、四肢等人体的支架，能支持形体，《灵枢·经脉篇第十》曰："骨为干。"人体以骨骼为骨干，支撑身体形状，使人体（包括躯干、四肢等）维持一定的形态而从事功能活动。若骨的形态、结构异常，其支持的形体也会出现异常改变。既使微小变化，日久也会引起功能的异常，出现相应的临床症状，尤其是中枢脊柱部、下肢关节部形态结构的异常会导致全身病证。

三、抵御外力，保护脏器

　　骨具有一定的形态，可以保护脏器，防止外力对脏器的损伤。如颅骨保护人的大脑；胸椎、肋骨、胸骨保护心、肺；腰骶椎、骨盆保护腹腔、盆腔脏器；四肢受力部位为骨，保护了随行的神经、血管等，神经、血管多位居非受力部位，或受力较小部位。骨不但保护大的器官，还保护小的组织、结构，如神经根等，骨的形体结构变动会影响所保护的脏器、组织的功能，出现功能异常。

四、活动杠杆，主管运动

　　骨骼是人体运动系统的重要组成部分，人体运动的动力虽然是肌肉，但关节为运动的支点，骨骼为运动的杠杆，骨都有肌肉附着，成为人体各种机械运动的杠杆，其运动的范围、方向、程度与骨骼、骨节有密切关系，从某种程度上说，骨骼主管着人体的运动。如果骨因不良习惯、病理性牵拉而导致形体结构、运动方向改变，哪怕是微小改变，也会影响人体力的平衡，尤其脊柱、下肢骨骼，脊柱是人体中轴，下肢是人体负重骨骼，脊柱、下肢等骨节微小变化，日久通过日常生活也会引起躯干部等力的平衡失调，影响所属组织、器官功能，使其失调，产生疾病。治病求本，应从骨骼形体结构、运动方向的改变入手，而不能只盯着器官功能失调，尤其疑难病证长期治疗不愈者，应考虑从骨论治。

骨主管运动，骨节起着关键作用，骨节结构决定着运动力的方向，异常用力大多是骨节结构改变的结果。调节力的平衡，主要调节骨节的结构，只有恢复力的方向，力才能恢复平衡，骨结构正常才可以发挥其正常的功能。

第三章 骨病病因病机

骨病的病因病机与中医其他病病因病机基本相同，都是外感六淫、内伤七情、饮食劳倦等导致阴阳失调、气血失常、脏腑功能损伤，但刺骨疗法适应病证又有其特殊性，先是各种原因所致骨的形态、功能的病理改变，病位在骨，然后引起其他功能异常。

一、病因

（一）外邪侵袭，痹阻于骨

1. 外邪由外而内及骨

骨在人体最内层，外邪侵袭，不能直接侵犯于骨，需在经脉等其他四体各个层次虚弱的情况下，向内传，才能至骨，《灵枢·五变第四十六》曰："人之有常病也，亦因其骨节、皮肤、腠理之不坚固者，邪之所舍也，故常为病也。"从皮毛依次或直接向里传，最后至骨骼，邪气侵犯骨骼，痹阻于骨，骨气血不通，发为疼痛等深邪远痹、骨痹。《灵枢·刺节真邪第七十五》曰："虚邪之中人也，洒淅动形，起毫毛而发腠理。其入深，内搏于骨，则为骨痹。"《素问·皮部论篇第五十六》曰："络盛则入客于经，其入经也，从阳部注于经，其出者，从阴内注于骨……邪之始入于皮也，泝然起毫毛，开腠理；其入于络也，则络脉盛色变；其入客于经也，则感虚乃陷下；其留于筋骨之间，寒多则筋挛骨痛，热多则筋弛骨消，肉烁䐃破，毛直而败。"

外邪侵袭于骨，也可侵袭骨节，尤其侵袭较深的大关节，使人体骨节痹阻疼痛，《灵枢·九针论第七十八》曰："八者风也。风者人之股肱八节也。八正之虚风伤人，内舍于骨解腰脊节腠理之间，为深痹也。"

2. 寒邪最易伤骨

五行对应规律中，肾与骨、寒、水等相对应，外邪侵袭于骨，尤以寒邪为主，寒邪最易侵袭于骨，伤肾伤骨。《素问·气穴论篇第五十八》曰："积寒留舍，荣卫不居，卷肉缩筋，肋肘不得伸，内为骨痹，外为不仁，命曰不足，大寒留于溪谷也。"《素问·痹论篇第四十三》曰："以冬遇此者为骨痹。"《素问·逆调论篇第三十四》曰："是人者，素肾气胜，以水为事，太阳气衰，肾脂枯不长，一水不能胜两火。肾者水也，而生于骨，肾不生则髓不能满，故寒甚至骨也。"

除寒邪外，热邪也能耗伤阴精，使骨失所养，损伤及骨，引起骨病。《素问·痿论篇第四十四》曰："肾气热，则腰脊不举，骨枯而髓减，发为骨痿。"《灵枢·刺节真邪第七十五》曰："虚邪之入于身也深，寒与热相搏，久留而内著，寒胜其热，则骨疼肉枯，热胜其寒，则烂肉腐肌为脓，内伤骨，内伤骨为骨蚀。"

3. 外邪同时侵袭肾、骨

外邪侵袭骨，可单独至骨，也可同时侵袭肾脏及骨，或

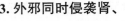

肾与骨先后侵及，出现相应临床症状。《灵枢·九宫八风第七十七》曰："风从北方来，名曰大刚风，其伤人也，内舍于肾，外在于骨与肩背之膂筋，其气主为寒也。"《素问·痹论篇第四十三》曰："以冬遇此者为骨痹……故骨痹不已，复感于邪，内舍于肾……肾痹者，善胀，尻以代踵，脊以代头。"

4. 五脏受邪，病及骨节

五脏感受外邪，脏腑功能失调，除脏腑功能异常症状外，日久也会出现相对应的骨节病变，引起关节拘急、屈伸不利等，《灵枢·邪客第七十一》曰："肺心有邪，其气留于两肘；肝有邪，其气流于两腋；脾有邪，其气留于两髀；肾有邪，其气留于两腘。凡此八虚者，皆机关之室，真气之所过，血络之所游，邪气恶血，固不得住留，住留则伤筋络骨节，机关不得屈伸，故痀挛也。"

（二）情志内伤，耗精伤骨

情志内伤，恐惧过度，耗伤肾精，精髓不能充养于骨，则出现骨之病变。《灵枢·本神第八》曰："肾盛怒而不止则伤志，志伤则喜忘其前言，腰脊不可以俯仰屈伸，毛悴色夭，死于季夏。恐惧而不解则伤精，精伤则骨酸痿厥，精时自下。"

（三）劳欲过度，肾骨内伤

久行、久立等劳力过度，耗伤气血，久则及肾，精血不足，阴液空虚，骨髓亏虚，不能充养于骨，出现骨痿等病证。劳力过度，也可直接损伤筋骨，《素问·痿论篇第四十四》曰："有所远行劳倦，逢大热而渴，渴则阳气内伐，内伐则热舍于肾，肾者水脏也，今水不胜火，则骨枯而髓虚，故足不任身，发为骨痿。"《素问·经脉别论篇第二十一》曰："持重远行，汗出于肾。"《素问·脉要精微论篇第十七》曰："骨者，髓之府，不能久立，行则振掉，骨将惫矣。"

房劳过度，耗伤肾精，骨失所养，出现骨病。《灵枢·邪气脏腑病形第四》曰："有所用力举重，若入房过度，汗出浴水，则伤肾。"

以上是骨病的病因，对于非骨病的刺骨疗法适应病证病因，与此基本相同。

二、病机

（一）肾功能异常，病及于骨

肾主骨，肾的形态、功能与骨的强弱密切相关，同步相应，《灵枢·本脏第四十七》曰："肾小则脏安难伤；肾大则善病腰痛，不可以俯仰，易伤以邪。肾高则苦背膂痛，不可以俯仰；肾下则腰尻痛，不可以俯仰，为狐疝。肾坚则不病腰背痛，肾脆则善病消瘅易伤。肾端正则和利难伤，肾偏倾则苦腰尻痛也。"

外邪及肾，或肾的功能异常，在肾功能失常的同时，会导致骨的异常表现，出现骨病多种的临床症状。《灵枢·九宫八风第七十七》曰："风从北方来，名曰大刚风，其伤人也，内舍于肾，外在于骨与肩背之膂筋，其气主为寒也。"《灵枢·五邪第二十》曰："邪在肾，则病骨痛阴痹。阴痹者，按之而不得，腹胀腰痛，大便难，肩背颈项痛，时眩。"《灵枢·刺节真邪第七十五》曰："有所结，深中骨，气因于骨，骨与气并，日以益大，则为骨瘤。"《灵枢·胀论第三十五》曰："肾胀者，腹满引背央央然，腰髀痛。"《素问·痹论篇第四十三》曰："淫气遗溺，痹聚在肾……痹在于骨则重。"《素问·至真要大论篇第七十四》曰："少阴在泉，客胜则腰痛，尻股膝髀腨骱足病，瞀热以酸，胕肿不能久立，溲便变；主胜则厥气上行，心痛发热，膈中众痹皆作，发于胠胁。魄汗不藏，四逆而起。"《素问·逆调论篇第三十四》曰："帝曰：人有身寒，汤火不能热，厚衣不能温，然不冻栗，是为何病？岐伯曰：是人者，素肾气胜，以水为事，太阳气衰，肾脂枯不长，一水不能胜两火。肾者水也，而生于骨，肾不生则髓不能满，故寒甚至骨也。所以不能冻栗者，肝一阳也，心二阳也，肾孤脏也，一水不能胜二火，故不能冻栗，病名曰骨痹，是人当挛节也。"

肾的病变，不但会导致骨的异常表现，还会出现骨节的异常，以腰膝为主，与肾位于腰部、骨节与腘对应相一致。《灵枢·五癃津液别第三十六》曰："五谷之津液和合而为膏者，内渗入于骨空，补益脑髓而下流于阴股。阴阳不和，则使液溢而下流于阴，髓液皆减而下，下过度则虚，虚故腰背痛而胫酸。"《素问·气交变大论篇第六十九》曰："水不及……其眚北，其脏肾，其病内舍腰脊骨髓，外在溪谷踹膝。"

（二）五脏不足，肾骨亏虚

肾主骨生髓，髓充养于骨，但肾的精气受五脏六腑精气的影响，其中主要的是脾所化生的饮食精微，脏腑精气旺盛，则肾精充盈，主骨正常，骨骼强健，《素问·上古天真论篇第一》曰："肾者主水，受五脏六腑之精而藏之，故五脏盛乃能泻。"如脏腑亏虚或脏腑精气运行失常，久病会及于肾，则会出现肾、骨的异常表现。《灵枢·五癃津液别第三十六》曰："五谷之津液和合而为膏者，内渗入于骨空，补益脑髓而下流于阴股。阴阳不和，则使液溢而下流于阴，髓液皆减而下，下过度则虚，虚故腰背痛而胫酸。"《素问·上古天真论篇第一》曰："今五脏皆衰，筋骨解堕，天癸尽矣，故发鬓白，身体重，行步不正，而无子耳。"

（三）经脉病变，病及于骨

经气不足，运行精血无力，骨失所养，或经脉瘀滞，精血不能运送于骨，反而瘀滞于骨，皆出现骨之病变。

1. 督脉为病，脊柱异常

督脉循行于头、脊柱正中，为中枢之骨位置所在，充养骨及骨髓，督脉通利，则骨强健，督脉郁滞，骨血脉不通，腰脊疼痛，或督脉空虚，则骨髓亏虚，骨失所养，皆可出现腰脊酸软等临床症状。《素问·骨空论篇第六十》曰："督脉为病，脊强反折。"《灵枢·经脉第十》曰："督脉之别，名曰长强。挟膂上项，散头上，下当肩胛左右，别走太阳，入贯膂。实则脊强，虚则头重，高摇之，挟脊之有过者。"

脏腑悬挂于督脉、脊柱及周围，督脉为阳脉之海，总督诸阳经，督脉为病，除腰脊病证外，还会出现脏腑功能失调病证，且多是虚寒证，这与督脉、脊柱病变使相邻背俞穴、脊神经受累，影响脏腑功能是一致的。

2. 足少阴经不足，骨髓失养

足少阴肾经为病是多方面的，涉及皮肉筋骨脉五体，由于肾主骨，所以足少阴肾经产生病证以骨为主，虽然有经气不利，郁滞于肾的实证，但仍以经气不足，温运、濡养不足的虚证为主，《灵枢·经脉第十》曰："足少阴气绝则骨枯。少阴者冬脉也，伏行而濡骨髓者也。故骨不濡则肉不能著也，骨肉不相亲则肉软却，肉软却，故齿长而垢发无泽。发无泽者骨先死。"《灵枢·经脉第十》曰："肾足少阴之脉……是动则病饥不欲食，面如漆柴，咳唾则有血，喝喝而喘，坐而欲起，目䀮䀮如无所见，心如悬若饥状，气不足则善恐，心惕惕如人将捕之，是为骨厥……足少阴之别……其别者，并经上走于心包下，外贯腰脊。其病气逆则烦闷，实则闭癃，虚则腰痛。"《灵枢·经筋第十三》曰："足少阴之筋……其病足下转筋，及所过而结者皆痛及转筋。病在此者，主痫瘛及痉，在外者不能俯，在内者不能仰。故阳病者，腰反折不能俯，阴病者，不能仰。"《灵枢·卫气失常第五十九》曰："耳焦枯受尘垢，病在骨。"

也有病邪从足少阴经络传至骨骼，《素问·皮部论篇第五十六》曰："少阴之阴，名曰枢儒，上下同法，视其部中有浮络者，皆少阴之络也。络盛则入客于经，其入经也，从阳部注于经，其出者，从阴内注于骨。"

3. 足太阳经，病变及骨

足太阳经与足少阴经相表里，直接相连，经气相通，共同为骨运输精血，足太阳经太过，或不及，或经脉不利，则出现精血不足而亏虚，或经脉瘀滞而不通的病证，临床症状多种多样。《素问·四时刺逆从论篇第六十四》曰："太阳有余病骨痹身重；不足病肾痹。"《灵枢·经脉第十》曰："膀胱足太阳之脉……是动则病冲头痛，目似脱，项如拔，脊痛，腰似折，髀不可以曲，腘如结，踹如裂，是为踝厥。"《灵枢·经筋第十三》曰："足太阳之筋……其病小指支跟肿痛，腘挛，脊反折，项筋急，肩不举，腋支缺盆中纽痛，不可左右摇。"《素问·脉解篇第四十九》曰："太阳所谓肿腰脽痛者，正月太阳寅，寅，太阳也，正月阳气出在上，而阴气盛，阳未得自次也，故肿腰脽痛也。病偏虚为跛者，正月阳气冻解地气而出也，所谓偏虚者，冬寒颇有不足者，故偏虚为跛也，所谓强上引背者，阳气大上而争，故强上也。所谓耳鸣者，阳气万物盛上而跃，故耳鸣也。"

4. 足少阳经，主骨所生病

少阳主骨，足少阳经气不利，经脉瘀阻，其循行部位多出现筋骨疼痛，足少阳经既包括经脉，也包括经筋，足少阳经循行部位阳性腧穴，多为刺骨部位。《灵枢·经脉第十》曰："胆足少阳之脉……是主骨所生病者，头痛，颔痛，目锐眦痛，缺盆中肿痛，腋下肿，马刀侠瘿，汗出振寒，疟，胸、胁、肋、髀、膝外至胫、绝骨、外髁前及诸节皆痛，小指次指不用。"特别点出了髓之会绝骨，说明绝骨的重要性。《灵枢·经筋第十三》曰："足少阳之筋……其病小指次指支转筋，引膝外转筋，膝不可屈伸，腘筋急，前引髀，后引尻，即上乘胁季胁痛，上引缺盆、膺乳、颈，维筋急。"《灵枢·经脉第十》曰："足少阳之别，名曰光明。去踝五寸，别走厥阴，下络足跗。实则厥，虚则痿躄，坐不能起。"

5. 任脉为病，经气郁滞

任脉为病，经气郁滞，或任脉空虚，任督小循环障碍，影响机体大循环，可出现肾骨不足的症状，宜疏通任脉，调节经气。任脉刺骨腧穴多为天突、膻中、鸠尾、曲骨等。

（四）骨络瘀滞，骨髓疼痛

骨络是骨髓的末端络脉分支，与骨髓关系紧密，紧密相连，纵横交错，运输精血滋养骨髓生骨，骨络通顺，则骨髓得养，功能正常。如果因脏腑失调或病邪导致骨络郁滞，精血瘀阻不行，络脉瘀聚，日久骨络怒张、变粗、变硬，骨髓、骨骼压力增高，发为持续疼痛，夜间加重，由于病变深在骨内，一般疗法难以奏效，长久难愈。

（五）深病久病，病及于骨

骨的位置最深，病邪由外向内传变，较轻者中皮即止，较重者病及于脉、肉、筋，引起脉、肉、筋病，内伤病变也是如此，一般不会发展到骨，病及骨为少数疾病发展的最后阶段、最重阶段、最难治疗阶段，久病及骨，所以骨病也为深病、久病、疑难病证的代名词，刺骨疗法为治疗骨病的疗法，对深病、久病、疑难病证有较好疗效，这也是刺骨疗法治疗范围广泛的原因之一。

（六）骨节痹阻，累及内脏

骨节为人体重要结构，其不但对人体运动功能有着主要作用，而且对机体强弱、脏腑功能、发病与否有着重要作用。

《灵枢·五变第四十六》曰："人之有常病也，亦因其骨节、皮肤、腠理之不坚固者，邪之所舍也，故常为病也……小骨弱肉者，善病寒热。"

1. 外邪阻骨，累及内脏

骨节为病，可累及内脏，尤其是肾。《素问·痹论篇第四十三》曰："故骨痹不已，复感于邪，内舍于肾。"《灵枢·九宫八风第七十七》曰："风从北方来，名曰大刚风，其伤人也，内舍于肾，外在于骨与肩背之膂筋，其气主为寒也。"

2. 劳损及骨，累及内脏

长期姿势不良，用力有偏向，尤其下肢、脊柱，会引起机体力的不平衡，力量失衡，机体就要代偿，又要产生新的不平衡，使整个机体处于失衡状态。日久影响所属组织、器官的功能，出现组织、器官功能失常的病证。《素问·脉要精微论篇第十七》曰："骨者，髓之府，不能久立，行则振掉，骨将惫矣。"如果是脊柱失衡，涉及所有组织、器官，影响的将是所有组织、器官的功能，会出现骨伤科、内科、妇科、五官科等病证，这也是刺骨疗法几乎可以治疗各科疾病的原因。刺骨疗法治疗各科疾病多是一些非生物性病证，用其他方法治疗无效，长期不愈的疑难病证。

黄帝内经刺骨疗法

第四章 刺骨的作用

《黄帝内经》刺骨疗法简称刺骨疗法，是运用刺骨针具，通过对骨节、骨膜、骨骼等的针刺，调节骨、脏腑、经络的功能以治疗疾病的方法，为《黄帝内经》常用的治疗方法。《素问·针解篇第五十四》曰："五针骨。"《灵枢·官针第七》曰："凡刺有十二节，以应十二经……短刺者，刺骨痹，稍摇而深之，致针骨所，以上下摩骨也……凡刺有五，以应五脏……五曰输刺，输刺者，直入直出，深内之至骨，以取骨痹，此肾之应也。"以治疗骨、脏腑、经络病证。

所以刺骨是主要针刺方法之一，主要作用于骨，调节骨骼，《素问·调经论篇第六十二》曰："病在骨，调之骨。"通过刺骨对脏腑、经脉、筋、肉等具有治疗作用。同时骨主管运动，对力的平衡也有调节作用。

一、深刺于骨，祛除深邪

骨病为邪气深入于骨所致，为病邪侵袭的最深阶段，《灵枢·刺节真邪第七十五》曰："虚邪之中人也，洒淅动形，起毫毛而发腠理。其入深，内搏于骨，则为骨痹。"祛除骨之邪气，需深刺于骨，并施以手法，才可以祛除"内舍于骨解腰脊节腠之间"之"虚风""八风"等深邪，《灵枢·九针论第七十八》曰："八正之虚风，八风伤人，内舍于骨解腰脊节腠之间，为深痹也。"

二、针刺骨骼，调节脏腑

黄帝内经刺骨疗法

　　骨在五体中处于最深层的部位，骨和骨髓与肾的关系最为密切，肾脏也是五脏中最深层次的藏精所在，病邪侵犯人体后的传变，病变及肾时大多已在后期虚损阶段，病邪深入及骨，其病最甚，肾虚精亏，多可累及于骨，出现如小儿囟门迟闭、骨软无力或骨脆易折或骨折后不易愈合等肾中精气亏虚之象。肾虚精亏，髓衰骨弱，则人体的功能减退，势必出现腰膝酸软无力、不耐久行久立等症，需要刺骨。

　　刺骨疗法是对骨骼的短刺、输刺等，肾应骨，通过刺激骨骼，调节先天之本——肾的功能，《灵枢·官针第七》曰："五曰输刺，输刺者，直入直出，深内之至骨，以取骨痹，此肾之应也。"肾与心肺脾肝有着密切关系，可通过肾调节有关脏腑的功能活动。针刺骨、骨节也可以治疗其他脏腑病证。同时肾为先天之本，对全身其他脏腑具有调节作用，肾的病证可引起骨及其他脏腑病证，针刺骨可治疗肾及其他脏腑病证，而且针刺深刺到骨骼，刺激量大，其效更显。

　　刺骨疗法治疗脏腑病证，根据患者不同的疾病，选择脏腑相应的经络腧穴，尤其背俞穴、五输穴等，针刺至骨膜、骨皮质等，由于其刺激较深、较重，在临床上常用于治疗一些慢性疼痛、疑难病证、久病等脏腑病证，如脊柱相关性疾病以及脑瘫、中风后遗症等，即时、远期疗效较为显著。

三、疏通经络，通行骨气

骨痹为外邪侵袭，深入于骨，影响骨气血的运行，经络不通，气血痹阻于骨所致，或内生邪气痹阻于骨，多为邪入较深、较久，治疗需要深刺骨，并用较重手法，一是"直入直出，深内之至骨"。二是"致针骨所，以上下摩骨"。响鼓重锤，强刺激骨膜、骨质，调节骨中气血，以疏通骨中经络、条畅气血、通行骨气。《素问·长刺节论篇第五十五》曰："刺家不诊，听病者言。在头，头疾痛，为藏针之，刺至骨，病已止，无伤骨肉及皮，皮者道也。"针灸治疗痛证时，针刺深入骨有明显的止痛效果，因此运用刺骨针法可治疗各种急慢性痛证等，刺骨治疗痹证，多选相关经脉靠近骨突的腧穴。

四、刺骨调力，恢复平衡

骨为机体活动的杠杆，主管运动，又为人体的支架，支持形体。人体的活动，力的传递，由骨来承担。骨的形状、结构决定力的传递方向。骨位置结构正常，力传递正常，维护人体各种力的平衡、协调，则人体各组织、器官功能正常。如果人体因姿势不良，肌肉异常牵拉，或外伤、劳损，筋肉痉挛，力量失衡，都会改变力的方向，日久可使骨改变其形态、结构，尤其人体下部，为人体的底座，形态、结构的微小改变，会形成力的不平衡，日常活动会引起上部的较大变化，如果变化的部位不重要，一般不会出现明显不适，如果变化的部位为要害部位如脊柱，由于脊柱与脏腑经脉的密切关系，会出现脏腑及经脉功能的失常。从西医角度看会引起脊柱及发出神经受到异常牵拉，出现其支配器官、组织的功能异常，产生内脏、四肢的临床症状，即脊柱相关病证。刺骨疗法通过针刺骨骼、骨节，调节人体骨的形态、结构，力的方向，使骨的形态、结构恢复正常。下部力、上部力逐渐调整正常，经脉、神经恢复正常，脏器功能恢复正常。

就恢复力平衡而言，刺骨节有更好的疗效，因骨节为机体运动的单元、力的支点，骨节结构决定力的方向、运动范围，外伤、劳损等导致骨节结构的异常改变，会出现活动范围、方向的异常改变，产生力的不平衡，日久则出现一系列临床症状。通过针刺病变骨节，如骶髂关节、脊柱关节突关节、寰枢关节、颅骨关节缝、胸锁关节、肩锁关节、膝关节、踝关节等，恢复骨节的异常结构，调整力的异常方向，恢复力的平衡，可使颅腔、脊髓腔、胸腔、腹腔内的重要脏器恢复正常功能。

刺骨疗法虽然是恢复力平衡的较好方法，但骨是靠筋牵拉的，所以刺骨的同时，也要兼顾刺筋，筋骨同调，对力失衡的恢复才有长期、持久疗效，其实刺骨的同时，筋也得到了调节。

五、针刺骨膜，调节筋膜

刺骨疗法通过对骨膜的刺激，调节机体筋膜，再通过筋膜调节深部脏腑、组织、器官等的功能活动。骨膜在解剖学中属最深层、最致密的结缔组织之一，它覆盖于骨组织之表面，具有营养、保护、传递、运输、支持等功能，各肌肉、肌腱、韧带等组织的起、止点均附着于骨组织，即骨膜上，因此所有软组织急、慢性劳损均能在骨膜上产生病变点、区，出现疼痛、酸胀、麻木、怕冷等临床症状，如腰椎间盘突出症、颈椎病、骨性关节炎、肩周炎、网球肘等。通过针刺骨膜产生的治疗反应我们称为刺骨疗法的骨膜效应，骨膜效应在急慢性软组织劳损疾病的治疗中有着特有的"效应值"。它将细胞膜的传递、转运，组织液的调节，神经系统阈值强弱进行新的、规律性的应答反应。它的"效应值"远远大于其他结缔组织，即"骨膜效应值"大于深层结缔组织效应值，远大于浅层结缔组织效应值，具有较好的疗效。

骨膜为骨的结构之一，针刺骨膜，除调节筋膜外，对骨质也有调节作用，也可认为是刺骨的较轻手法。

六、传递力量，调节机体

力的传递是刺骨疗法的重要作用之一，刺骨疗法通过上下摩骨、压骨、震骨等较大力的直接传导，尤其震骨法的冲击力，作用于骨组织，在骨因力的作用下发生结构、成分、功能的改变，恢复骨的功能。同时通过骨将力传到骨内组织，如脑、脊髓等，脑、脊髓为人体中枢，进而调节全身的功能活动。也可通过骨将力直接传导至远部组织，对远部组织进行调节，要注意力的方向、大小、频率，要使力趋向病所，趋于共振，使调节更具有趋向性、针对性。

七、针刺骨络，调节压力

骨内压力增高是许多疾病的最后病理改变，如股骨头缺血坏死症、增生性膝关节炎、跟痛症等。毫针通过骨皮质，刺入骨质、骨髓腔内骨络，随着骨质、骨髓的通透疏通，骨络瘀血得以排放，骨内高压得以释放、恢复，改善了骨的静脉流、血液流变学状态，减压孔处新生血管形成，增加了骨内外血液循环的通道，打破了骨内高压形成的恶性循环，从而使骨内血液循环状态和代谢水平恢复正常。骨内容组织的压力随之减小，渗透压也得到调节，趋于平复。刺骨部位多为骨异常受力处，一般来说，骨内压较轻者，只刺入骨质即可，骨内压较高者，宜刺入骨髓腔，进行彻底疏通。

八、针刺透骨，通透骨气

针刺透骨，使骨内外得到不同程度通透，疏通骨气，利于骨内外气血、物质、信息的交换，利于新陈代谢，如针刺透骨，针刺骨络，使体内外压力一致，瘀滞易于排出，气血运行通畅。再如颅骨矢状缝的短刺、输刺，只刺入骨质内 2～3mm，不可穿过骨，开通、开大了颅骨内外人与自然的物质交换、信息交换、能量交换的通道，利于人体大脑接受自然界的精华之气、外排邪浊郁滞之气，人体中枢得以调节，外周随之得到调节。

九、针刺骨骼，五体同调

刺骨疗法使五体同时治疗。刺骨疗法虽为刺骨，但首先刺入的是皮，其次是软组织之筋、骨膜之筋，最后刺的是骨。脉无处不在，调节皮筋时，脉也得以调节，刺骨络也是刺脉。在刺筋、骨时，虽然尽量躲避肌肉，但也不同程度地刺激肌肉，同时筋的松解，缓解了对肌肉的异常牵拉刺激，使肌肉放松，间接调整了肌肉。可以说是刺骨疗法虽然是针刺骨骼，但皮肉筋脉也同时得到调节、同时得到治疗，这也是刺骨疗法可以治疗多种疾病、多科病证的原因，所以刺骨疗法还可以治疗五体的疑难病证。

由于骨与皮肉筋脉的密切关系，骨病是皮肉筋脉病的进一步发展，皮肉筋脉的调节，骨周围环境的改善，反过来对骨病也有治疗作用，皮肉筋脉病与骨病的治疗相互促进、协同增效。

第五章　刺骨的部位

刺骨部位即刺骨选择的治疗点。治疗点可以是骨、骨节形态、结构改变部位、阳性部位，也可以是力改变部位、经络腧穴异常部位。一般为骨突及附近，多为肌腱、韧带、经脉等附着处，也可有结节状、条索状反应物、高起、凹陷，或按压疼痛、酸胀、舒适等感觉，或可有色泽改变等。选点正确，可以起到较好的调节作用，症状即可缓解。《灵枢·终始第九》曰："伸而不屈者，其病在骨。在骨守骨。"全身骨均可施以针刺，以脊柱、下肢骨为主。

一、督脉之骨

督脉主要循行于后正中线，后正中部骨骼也是人体骨架的中枢，头部有颅骨，躯干有颈椎、胸椎、腰椎、骶椎、尾椎等，颅骨、骶骨、脊柱棘突等督脉之骨是刺骨首选部位、最常用部位。位于督脉上的刺骨部位我称之为督脉之骨。这些部位可调节督脉，通过督脉可调节脏腑、经络的功能，《素问·骨空论篇第六十》曰："督脉生病治督脉，治在骨上。"从西医角度看刺骨可调节脑神经、脊髓中枢神经、神经节、神经干、神经根等，通过调节神经来治疗其所支配的脏器、组织等。

（一）首选督脉之骨的原因

1. 督脉之骨利于力的平衡

力失衡为骨病产生的重要原因，后正中线为人体左右的分界线，有利于对力的调节，是调节力失衡的理想部位，且针刺不会产生左右两侧力新的不平衡。

2. 督脉之骨利于肾的调节

颅骨、脊柱内有脑髓、脊髓，是髓的中心，也是肾经脉、络脉、经筋循行之处，肾主骨生髓，是调节肾脏的最好部位。

3. 督脉之骨利于脏腑的调节

脏腑位于脊柱部及两侧，五脏中肺与肾左右对称，位于脊柱两侧，心、脾位于脊柱左侧，肝位于脊柱右侧。六腑中胃、大小肠、三焦、膀胱位于脊柱前及两侧，胆位于脊柱右侧。可以说脏腑分布于脊柱周围，位置比邻本身就是重要关系，督脉上段与脑、心、肺等关系密切，督脉中段与脾、胃、肝、胆等关系密切，督脉下段与肾、膀胱、大小肠、子宫等关系密切，督脉与脏腑生理上相互联系，病理上相互影响，且互为治疗途径。

同时脏腑背俞穴位于脊柱两侧，通过对两背俞穴连线中点刺骨，对脏腑及背俞部也有调节作用。

4. 督脉之骨利于神经的调节

中枢神经对全身具有支配、调节作用，脑髓、脊髓是中枢神经，也是神经根发出之处，前有神经节，在此针刺对全身都有调节作用。当然为了提高疗效，可以有针对性地选择相应的脊髓神经节段。

（二）督脉之骨针刺部位

督脉之骨为刺骨疗法的重点部位，是临床最常用部位，也是效果最好部位，对颅脑、脊柱病证及全身病证都有较好疗效。

1. 头颅

头颅为脑髓的外壳，内容脑髓，头颅正中线，从神庭至风府穴之间，有矢状缝、人字缝等。《素问·骨空论篇第六十》曰："髓空在脑后三分，在颅际锐骨之下，一在龂基下，一在项后中复骨下，一在脊骨上空，在风府上。"头骨缝为大脑与自然界进行物质、能量、信息交换之处，枕骨粗隆为后背、颈肌肉、筋附着之处，是受力集中点，也是易于损伤之处，治疗时选择矢状缝、枕骨粗隆上下部位为主，通过调节督脉、脑髓对全身进行调节；从西医角度讲就是调节大脑中枢，通过大脑中枢神经对全身进行调节。头骨不但治疗颅脑、五官病证，还能治疗全身病证。头颅刺骨，垂直刺入，可刺激骨膜，也可刺入骨质内 2 ～ 3mm，可用力按压，可用锤子轻轻垂直敲击，但不可刺入过深，以免损伤脑髓。

头颅刺骨多选玉枕关、上丹田、百会等，这些是最主要的刺骨部位。

（1）玉枕关

玉枕关位于后枕部，它与"上丹田"两眉间印堂前后平行相对，是"神"的中心，此处是生命之根，位于枕外隆突偏下，为道家内丹最不易通过之处，其窍最小而难开，《尹真人寥阳殿问答编》曰："人之后脑骨，一名风池，其窍最小而难开……此关名玉枕，又曰铁壁也。"古代用针灸针又很难刺入故又名铁壁。此处是生命之根，如受损伤，轻则神志不清，重则死亡。相当于风府穴稍上，为颈部筋、筋膜的汇聚处，人体最早的活动为抬头，枕外隆突为最早的应力点，也是应力最集中处，活动时间最长、频率最高，易于损伤，经脉易于郁滞，为治疗首选部位。《素问·骨空论篇第六十》曰："风从外入，令人振寒，汗出，头痛，身重，恶寒，治在风府，调其阴阳，不足则补，有余则泻。大风颈项痛，刺风府，风府在上椎。"其位置在后发际正中直上一寸之上，督脉循行路线上，枕外隆凸下部，内上按之较硬，有骨质感。《灵枢·海论第三十三》曰："脑为髓之海，其输上在于其盖，下在风府。"在玉枕关朝内上针刺，直刺至骨，上下摩骨，也可加压用力刺入骨内2～3mm，不可朝下针刺，以免损伤延髓。

（2）上丹田

上丹田也是头颅的刺骨部位，上丹田为督脉印堂之处，此处是"意"的中心，真气的根源，因为精神意识是生命的主宰，真气是生命之根本，能意识中定，其气归根才能运化全身，此窍是生命活动的核心，守之可祛病延年，失之则衰老衰亡。意的活动都是通过此窍出入，是识神的"出入之门"，出则死，入则生，故又有"生死户"之称。《素问·本病论篇第七十三》曰："心为君主之官，神明出焉，神失守位，即神游上丹田，在帝太一帝君泥丸宫下。神既失守，神光不聚，却遇火不及之岁，有黑尸鬼见之，令人暴亡。"上丹田位置在两眉连线与前正中线之交会处，垂直针刺，直刺至骨，上下摩骨，也可用力刺入骨内2～3mm。

45

（3）百会

百会意为百脉于此交会，为手足三阳经、督脉、足厥阴肝经之会，又名三阳五会，具有调节手足三阳经、督脉、足厥阴肝经、脑髓的作用，可治疗手足三阳经、督脉、足厥阴肝经、脑髓的病证，对全身病证也有调节作用。百会宜垂直针刺，上下摩骨，直刺至骨，也可用力刺入骨内 2～3mm。

头正中线玉枕关与上丹田之间其他部位也可选取，同样采取针刺治疗。

2. 棘突

颈、胸、腰椎棘突位居督脉循行路线上，可调节督脉及其功能，内有脊髓中枢，两侧有神经根发出，前有神经节，具有较好调节作用，都是刺骨较好部位，尤其夹脊关（第 7 胸椎棘突上下），为脊柱之枢纽，是棘突刺骨重点部位。选取棘突多选取有压痛、形态改变等阳性处，可考虑脊髓节段分布与所支配部位之间的对应关系，也可考虑有关脏腑背俞穴间的棘突。棘突可治疗与其相对应节段的组织、器官病证，对全身病证也有一定治疗作用。棘突处刺骨，垂直刺入，可上下摩骨，刺激骨膜，也可加压或敲击刺入骨质内 5～10mm。

3. 骶中嵴

骶中嵴位于督脉、椎骨下端，在尾间关部位，在人体骶骨之正中，《金丹大成集》曰："水火之际曰尾间关。"亦叫虚危穴。尾间关可通内肾之窍。从此形成一条髓路，号曰漕溪，又名黄河，乃阳升之路。骶中嵴具有调节督脉的功能，骶骨前有副交感低级中枢、脑脊液，故有较好调节作用，针刺骶骨不但治疗腰骶病证，而且对全身病证具有调节作用。《素

黄帝内经刺骨疗法

问·金匮真言论篇第四》曰："北风生于冬，病在肾，俞在腰股。"《灵枢·癫狂第二十二》曰："内闭不得溲，刺足少阴、太阳与骶上以长针。"《素问·刺热篇第三十二》曰："热病气穴……荣在骶也。"在骶中嵴刺骨，垂直刺入，可刺激骨膜，也可刺入骨质内 3～5mm，不刺入椎管内，骶骨骨质较硬，多用锤子垂直敲锤，注意力的大小、方向、频率等，治疗上部病证，针斜向上用力，治疗腰骶部病证，垂直用力。

4.尾骨

尾骨是脊柱中最不发达的部分，代表尾巴的退化器官，但掌管脊柱平衡，尾骨尖部是督脉第一个穴位，属尾闾关的范围，尾骨及其尖部，对局部、全身都有较好调节作用。《素问·骨空论篇第六十》曰："脊骨下空，在尻骨下空。"在尾骨刺骨取侧卧位，朝内上方向刺，可刺激骨膜，也可刺入骨质内 3～5mm，尾骨较为松软，较易操作，注意不要刺伤肛肠。

二、任脉之骨

任脉行于前正中线，与督脉相对应，也是常用刺骨部位，主要有胸骨、耻骨联合等。位于任脉上的刺骨部位称为任脉之骨。

（一）胸骨

胸骨位于胸腔前部，与督脉相对应，内有心、肺、胸腺等，也是常用刺骨部位，主要有膻中、天突、鸠尾等。

1.膻中（中丹田）

膻中在胸骨正中，为中丹田所在，在任脉循行路线上，为宗气之所聚，元气的聚集处，又称气舍，绛宫。此窍开则心胸开阔，形体舒展，经气通顺，人在突然受到惊吓，形散气乱之时，常不自觉地用手去抚胸部，或与此窍有关。膻中为八会穴之一，气之会，心包募穴，足太阴、足少阴、手太阳、手少阳、任脉交会穴。其他腧穴针刺效果不好时，可发现膻中多有阳性反应，说明此处经气易于聚结，这时需针刺膻中，以疏通气机，再刺其他腧穴，多有较好疗效。膻中后有胸腺、心脏、大动脉，是较好的调节部位，为任脉刺骨最常用的部位。膻中不宜针刺过深、用力过大，要谨慎操作。膻中刺骨主要治疗心肺、胸部病证，对全身之气也具有调节作用，可治疗全身病证。膻中刺骨，应垂直刺入，可刺激骨膜，也可刺入骨质内2～3mm，不可过深，胸骨较为松软，稍用力加压即可。

2. 天突

天突位于胸骨上窝，颈胸交界处，任脉循行曲折处，经气易于阻滞处，为任脉、阴维交会穴，是较好的调节部位。天突处有肌腱、韧带、筋膜附着，上有星状神经节、甲状腺等，下有神经节、血管等，对天突进行刺骨有调节任脉、局部肌肉、神经、血管等的作用，主要治疗心肺、胸部病证，对头面五官也具有调节作用。在天突刺骨要朝下斜刺至骨，刺激骨膜，也可刺入骨质内2～3mm，要谨慎操作，不宜针刺过深、用力过大，以免损伤内脏。

3. 鸠尾

鸠尾位于胸腹交界处，任脉循行曲折处，经气易于阻滞处，为任脉络穴，具有调节任脉、胸腹的作用，可用于治疗胸痹、心悸、胃痛、头痛、颈椎病、癫狂病、皮肤瘙痒症、气喘等。针尖朝上斜刺至骨，刺激骨膜，也可刺入骨质内2～3mm，要谨慎操作，不要刺伤内脏。

（二）曲骨

曲骨为督脉起点，《素问·骨空论篇第六十》曰："督脉者，起于少腹以下骨中央。"曲骨又是任脉循行之处，属下丹田的范围，系足厥阴肝经与任脉之会，《素问·骨空论篇第六十》曰："任脉者，起于中极之下。"曲骨有调节任脉、督脉、足厥阴肝经的功能，曲骨处有膀胱、子宫、前列腺等泌尿、生殖器官，可调节泌尿、生殖系统的病证。曲骨在耻骨联合处，垂直刺入，稍用力即可刺入骨内。

三、其他骨

其他可选择刺骨的部位有对脏腑、经脉、生物力学、骨高压等有调节作用的地方。以四肢骨为主，常见的有乳突、肱骨、喙突、尺骨、桡骨、髂骨、股骨、胫骨、腓骨、髌骨、跟骨等。

（一）乳突

乳突部为手足少阳经所过之处，手足少阳经也循行于头侧、耳、目周围，故乳突部具有调节手足少阳经及头侧、耳、目的作用，可治疗头侧、耳、目病证。乳突部有面神经、迷走神经通过，故在乳突刺骨具有调节面神经、迷走神经的作用，可治疗面神经、迷走神经所支配的头面、五官病证。乳突为肌肉、肌腱、筋膜等附着点，对肌肉、肌腱、筋膜等也有调节作用，可以治疗颈部病证。乳突部刺骨选取乳突下，针朝上，可刺激骨膜，也可刺入骨内 2～3mm，可用力加压刺入，也可用锤子轻轻敲击，但要避免损伤面神经、迷走神经等。

（二）肱骨

肱骨部刺骨多选肱骨结节、结节间嵴、外上髁、内上髁等受力、骨高压骨突部位，用以治疗顽固性的损伤性病证，如肱骨外上髁炎、肩周炎、颈椎病、肌腱损伤等。也可根据经络循行选择阳性部位刺骨，治疗较顽固的相应经脉、肌肉、肌腱、神经病证。肱骨部刺骨，垂直刺入，病情较轻者可上下摩骨，刺激骨膜，多可刺入骨内，重证必须刺至骨髓，如顽固性肩周炎、肱骨外上髁炎，如刺入骨髓腔需严格消毒针具。

（三）肩胛骨喙突

肩胛骨喙突为肱二头肌、喙肱肌、胸小肌、喙肩韧带、喙锁韧带等肌肉、肌腱、韧带的附着点，是受力较集中的部位，也是易于损伤之处，后有神经通过，有经脉循行，对此处进行刺骨具有较好的调节作用。喙突部刺骨，从外侧朝内或从下向上刺入，可刺激骨膜，也可刺入骨内，适于肩关节局部以及上肢慢性疼痛的治疗，对胸背部慢性损伤也有一定的治疗效果。

（四）尺骨、桡骨

尺骨、桡骨刺骨多选尺骨鹰嘴、桡骨茎突、尺骨茎突等受力、骨高压的骨突部位，用以治疗顽固性的损伤性病证，如桡骨茎突狭窄性腱鞘炎、颈椎病、类风湿性关节炎等，也可在经络循行、肌肉、肌腱、筋膜附着、神经等处选择阳性部位刺骨，治疗较顽固的经脉、肌肉、肌腱、关节、神经病证。尺骨、桡骨刺骨，垂直或朝内上刺入，可刺激骨膜，也可刺入骨内，不刺入骨髓腔。

（五）髂骨

髂骨是骨盆的主要构成部分，有保护盆腔内脏器、连接躯干和下肢、支持并传递重力的作用。骨盆是人体支撑脊柱的基座，是维持人体生物力学平衡的关键部位。髂骨刺骨可以调整骨盆的位置，改善整个人体力学的不平衡，对全身多脏器疾病都有治疗作用。髂骨刺骨多选髂前上下棘、髂后上下棘等受力骨突部位，有调节经脉、肌肉、肌腱、筋膜、韧带、骨等作用，多治疗髋关节、下肢病证。髂前上棘部朝下刺骨，可刺激骨膜，也可刺入骨内，髂前下棘部朝上刺骨，可刺激骨膜，也可刺入骨内 2 ～ 3mm。髂后上下棘处刺骨，多治疗腰骶病证、泌尿生殖系统病证，髂后上下棘处垂直刺骨，可刺激骨膜，也可刺入骨内 5 ～ 10mm。

（六）坐骨结节

坐骨结节为受力、骨高压的骨突部位，是足太阳经循行之处和部分股后肌群附着处，取俯卧位或侧卧位，针刺至骨，上下摩骨，刺入骨内 5 ～ 10mm，坐骨结节处刺骨可以调整骨盆的力学失衡，具有调节足太阳经、局部肌肉的作用，适于坐骨结节处疼痛、大腿后侧疼痛以及膝关节、髋关节病证等。

（七）股骨

股骨部刺骨多选大小转子、内外侧髁等受力、骨高压骨突部位，大转子可调节局部、全身力的平衡，释放骨高压，髋关节旋前针刺髂前下棘、大转子，髋关节旋后针刺小转子，用以调节机体力的平衡，治疗顽固性的损伤性病证，如股骨头缺血坏死症、增生性膝关节炎、内科病证等。也可根据经络、肌肉、肌腱的走向选择阳性部位刺骨，治疗较顽固的相应经脉、肌肉、肌腱、神经病证。大转子位于皮下，垂直刺骨，小转子在腹股沟下 30 ～ 40mm，内 20mm 处，摸索刺骨，内外侧髁处朝内下刺骨。股骨刺骨，可刺激骨膜，也可刺入骨质内、骨髓腔，进入骨髓腔时有突破感，出针后有瘀血流出，可加拔火罐，刺入骨髓腔时针具要严格消毒，股骨骨质较硬，多用锤子敲锤。

（八）胫骨

胫骨刺骨多选胫骨内外侧髁等受力、骨高压骨突部位，用以治疗顽固性的损伤性病证，如增生性膝关节炎、滑囊炎等。也可根据经络、肌肉、肌腱、韧带的走向选择阳性部位刺骨，治疗较顽固的相应经脉、肌肉、肌腱、韧带神经病证、内科病证。胫骨处刺骨，应垂直刺入，可刺激骨膜，也可刺入骨质内、骨髓腔，进入骨髓腔，有突破感，出针后有瘀血流出，也可加拔火罐，胫骨骨质较硬，多用锤子垂直敲击，刺入骨髓腔时针具要严格消毒。

黄帝内经刺骨疗法

（九）髌骨

髌骨为人体最大籽骨，参与膝关节组成，髌骨处刺骨对膝关节病证具有较好的调节作用，对全身病证也有一定调节作用。髌骨内侧有足太阴经循行，外侧有足阳明经循行，故髌骨刺骨对足太阴经、足阳明经具有调节作用，并可调节相应的脏腑脾胃，治疗髌骨、脾胃、足太阴经、足阳明经等处的病证。髌骨是较常用刺骨部位，髌骨刺骨，可选一点，也可选二三点，垂直刺骨，髌骨是松质骨，较易刺入，用手加压即可刺入骨质内 2～3mm，但不可用力过猛，以免刺穿髌骨，损伤膝关节。

（十）跟骨

跟骨可让患者取俯卧位，在跟骨结节刺骨，针刺至骨，上下摩骨，刺入骨内。也可取仰卧位选择内外踝下为进针点，但要避开神经、血管，针刺至骨，上下摩骨，刺入骨内 5～10mm，适于跟骨顽固性疼痛。

刺骨部位的选择，一是选择骨性突起、高压部位；二是在经络循行路线上选择阳性反应点，多位于软组织较薄、近骨部位；三是根据肌肉、肌腱、韧带、筋膜的力学原理选择高应力部位，对力平衡有调节作用。

四、骨节

针刺骨节在两骨之间进行，一般不刺骨，骨节是经气聚结、经筋结聚之处，是调节经络、经筋的较好部位。骨节是肌肉、肌腱、筋膜等附着之处，是调节力平衡的主要部位、较好部位、常用部位，尤其下肢支撑机体，下肢骨节的较小改变，就可以出现机体力不平衡，这时治疗必须取其骨节，骨节有调节骨结构的作用。《灵枢·卫气失常第五十九》曰："骨之属者，骨空之所以受液而益脑髓者也……病间者浅之，甚者深之。"《灵枢·刺节真邪第七十五》曰："腰脊者，身之大关节也。肢胫者，人之所以趋翔也。"

针刺骨节一般与关节纵轴平衡，可刺入关节囊，通透关节，释放关节内压力，也可针刺关节囊周缘肌腱、韧带附着点，也可以刺非关节面骨，可刺激骨膜，也可刺入骨质内，但不要损伤关节面。骨节的选择一是根据经络循行，选择涉及经络经气聚结、经筋结聚的部位。二是根据肌肉、肌腱、韧带、筋膜等处的力学原理，选择力异常牵拉的部位。

（一）脊柱后关节

脊柱后关节为膀胱经第一条循行范围，布有脏腑背俞穴，能调节脏腑的功能，治疗脏腑病证，是治疗脏腑病证的最主要取穴部位。脊柱后关节刺骨能通透后关节囊，调节脊柱后关节形态和功能，治疗脊柱后关节形态和功能改变所致病证。脊柱后关节刺骨还可调节脊神经，治疗脊神经所支配部位病证。脊柱后关节刺骨取棘突间隙旁 15 ~ 20mm，刺入较深，直刺至关节囊，刺破关节囊，并上下摩骨。

（二）骶髂关节

骶髂关节是下部脊柱与外围骨骼相连的唯一关节，可为人

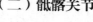

体提供稳定性，有支持体重和缓冲从下肢或骨盆传来的冲击和震动的作用，虽然活动度较小，但也是易于损伤之处，为调节脊柱、下肢力平衡的最佳部位，可治疗骶髂关节失衡所致腰骶、下肢病证。由于脊柱内神经支配全身很多功能，故骶髂关节可治疗全身病证，是刺骨疗法在临床上最常用的骨节。一般取病变侧的骶髂关节，年龄较大、病变不明显者取双侧骶髂关节。《素问·骨空论篇第六十》曰："腰痛不可以转摇，急引阴卵，刺八髎与痛上。"《素问·长刺节论篇第五十五》曰："病在少腹，腹痛不得大小便，病名曰疝，得之寒。刺少腹两股间，刺腰髁骨间，刺而多之，尽炅病已。"骶髂关节针刺取髂后上棘内侧约 5mm，大号刺骨针等朝外约 80° 刺入，突破关节囊，在骶髂关节间隙延伸，调节关节间隙，切忌强力操作，损伤关节面，治疗同时可蹬腿活动同侧下肢，以加强对骶髂关节的调节。

（三）髋关节

髋关节为人体负重最大关节，维持身体双侧平衡。髋关节旋前、旋后改变，会影响骨盆、脊柱的平衡，出现一系列形体结构、功能的改变和病证。髋关节针刺可取腹股沟中点下外各 2cm，也可侧卧位取大转子外上，刺破关节囊，股骨头关节面多包于髋臼中，不损伤关节面，可刺激骨膜，也可刺入骨质内，可治疗髋关节病证、股骨头病证、膝痛等。《素问·骨空论篇第六十》曰："坐而膝痛，治其机……侠髋为机。"

（四）膝关节

膝关节为下肢枢纽，机体力的失衡在膝关节部位有一定表现，出现膝内翻、膝外翻，针刺膝关节内外侧间隙、髌骨下等处可调节力的平衡，治疗膝关节本身病证，还可治疗力失衡所致全身病证，是刺骨疗法临床较常用的骨节，膝内翻取膝关节间隙内侧，膝外翻取膝关节间隙外侧，足外旋取膝关节间隙内侧，足内旋取膝关节间隙外侧，膝关节刺破关节囊即可，也可针刺膝关节及周围肌腱、韧带附着点，可刺骨、上下摩骨。膝关节还有疏通足三阴、三阳经的功能，可治疗相应的病证。《素问·骨空论篇第六十》曰："鼠瘘寒热，还刺寒府。寒府在附膝外解营。"

（五）踝关节

踝关节为机体最下端的骨节，也是维持机体平衡的重要关节，是力学失衡常发生之处。足内翻针刺内踝下骨节，刺破关节囊即可，足外翻针刺外踝前下骨节，刺破关节囊，释放异常压力。也可调整角度在不损伤内外侧关节面的前提下，朝内上刺胫骨、腓骨，也可针刺踝关节及周围肌腱、韧带附着点，可刺骨、上下摩骨，以调节机体力的平衡，治疗力失衡的全身病证，踝关节还可治疗踝关节本身病证。针刺踝关节囊还可调节足少阴经、足少阳经、足太阴经等的功能，治疗相应病证。

（六）胸锁关节

胸锁关节是上肢与躯干之间的关节，布有足少阴肾经、任

脉等，由锁骨胸骨端与胸骨锁骨切迹及第一肋骨构成，胸锁关
节有三个运动轴，绕矢状轴可做上下运动，绕垂直轴可做前后
运动，绕额状轴可做回旋运动。由于胸锁关节可上下、前后、
回旋运动，针刺胸锁关节处可调节肩的高低、前后改变，同时
对足少阴肾经、任脉等具有调节作用，可恢复胸和肩的位置、
力的平衡和局部经脉的通畅，治疗因肩高低、前后改变、经脉
不通而形成的胸部、肩部、颈部、心肺病证，还可治疗关节本
身病证等。胸锁关节处刺骨纵向刺破关节囊、刺入关节间隙
即可。

（七）肩锁关节

肩锁关节由肩胛骨肩峰关节面与锁骨肩峰端关节面构成，
关节囊较松弛，附着于关节面的周缘，另有连接于肩胛骨喙突
与锁骨下面的喙锁韧带加固，肩锁关节属平面关节，可做各方
向的微动运动。肩锁关节处刺骨可刺破关节囊，也可刺入骨
内，以治疗颈肩病证等。《素问·骨空论篇第六十》曰："失
枕，在肩上横骨间。"

（八）肩关节

肩关节是全身活动范围最大的关节，它的稳固性较其他关
节差，是全身大关节中结构最不稳固的关节。在肩关节处刺骨
可以治疗肩关节的病变，也可以治疗上肢的相关病变。肩关节
处刺骨选择压痛点刺入，纵向疏通关节囊，加压非关节面骨
针刺。

（九）肘关节

《灵枢·邪客第七十一》曰："肺心有邪，其气留于两肘。"肘关节的骨性结构由肱骨远端和桡骨、尺骨近端三部分组成，形成三个不同的关节，即尺骨滑车关节（肱尺关节）、肱桡关节及上尺桡关节。肘关节的不同刺骨部位可以治疗肘关节病变，也可以治疗肩部、腕部疾病，对肺、心疾病也有治疗作用。在肘关节处刺骨应选择压痛点刺入，纵向疏通关节囊。

（十）腕关节

狭义的腕关节仅指桡腕关节，但从功能上讲，腕关节应包括桡腕关节、桡尺远侧关节、腕骨间关节和腕掌关节，它们在结构上相互联系，运动上是一个功能整体，故常将它们称为腕关节复合体。腕关节的不同刺骨部位既可以治疗上肢疾病，也可以调节内脏及其他关节的疾病。腕关节处刺骨应选择压痛点刺入，纵向疏通关节囊，也可针刺骨膜、骨质。

（十一）指（趾）关节

指（趾）关节针刺时纵行刺破关节囊即可出针，以释放压力，消除紧张，可用小针具、轻手法，以治疗指（趾）关节炎病证，尤其常用于治疗指（趾）关节骨性关节炎。

五、腧穴

腧穴刺骨是经络辨证在刺骨疗法中的具体运用，骨及骨周腧穴是刺骨的常用部位，刺骨腧穴必须是有阳性反应、紧靠骨的腧穴，通过辨证，在病变经脉、表里经脉、同名经脉近骨及骨周，通过切摸循按找到阳性腧穴，才可下针。没有压痛等阳性反应者，多不选取。刺骨常用腧穴多位于骨突或骨突附近部位，刺骨膜、骨质即可，不刺骨髓，多用于顽固性经脉、脏腑病证。《灵枢·杂病第二十六》曰："心痛引腰脊，欲呕，取足少阴……心痛引背，不得息，刺足少阴。"《素问·骨空论篇第六十》曰："腰痛不可以转摇，急引阴卵，刺八髎与痛上。八髎在腰尻分间。"

第六章　刺骨的针具

一、长针

长针为《黄帝内经》治疗深邪远痹的针具，骨痹属于深邪远痹，长针是刺骨的专用针具。

（一）概念

《灵枢·九针论第七十八》曰："八者风也。风者人之股肱八节也。八正之虚风，八风伤人，内舍于骨解腰脊节腠之间，为深痹也。故为之治针，必长其身，锋其末，可以取深邪远痹……八曰长针（图6-1），取法于綦针，长七寸，主取深邪远痹者也。"《灵枢·九针十二原第一》曰："长针者，锋利身薄，可以取远痹。"长针的功效是祛除八风，风在哪里？舍于"骨解腰脊节腠之间"，部位较深，长针可用于骨痹。《素问·长刺节论篇第五十五》曰："病在骨，骨重不可举，骨髓酸痛，寒气至，名曰骨痹。深者刺，无伤脉肉为故。"

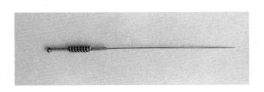

图6-1　长针

（二）作用

1. 祛除深邪

长针针体较长，刺入较深，可以祛除"内舍于骨解腰脊节腠之间"之"虚风""八风"，《灵枢·九针论第七十八》曰："八正之虚风，八风伤人，内舍于骨解腰脊节腠之间，为深痹也。"

2. 疏通经络，通痹止痛

长针较长，可以通行经络，疏通"深邪远痹"郁滞，《灵枢·九针论第七十八》曰："八曰长针，取法于綦针，长七寸，主取深邪远痹者也。"《灵枢·九针十二原第一》曰："长针者，锋利身薄，可以取远痹。"

3. 通行骨痹

长针通过"致针骨所，以上下摩骨"，治疗"骨解腰脊"等骨病，具有通行骨痹的作用。《素问·调经论篇第六十二》曰："病在骨，调之骨。"

（三）针刺部位

1. 骨膜

骨膜位于骨与筋之间，对骨、筋都有调节作用，骨膜富含神经，对针刺较为敏感，效果较好，骨膜较浅，损伤又小，针刺在骨膜处按压、提插即可。

2. 骨质

骨质较硬，需用力按压、加压才能刺入，长针由于较长，不好用力，只用于针刺较深部位的骨松质，较浅部位骨质较少运用。

3. 关节（骨节）

部位较深的关节如脊柱后关节、骶髂关节、髋关节等宜选用长针进行骨刺，用长针刺入，刺破关节囊，以释放压力，调节关节。

（四）刺法

1. 短刺

短刺可以治疗骨痹，方法是局部常规消毒后，缓慢进针，同时稍稍摇动针体，使针渐渐深入骨部，再上下提插摩擦骨，以加强刺激作用。《灵枢·官针第七》曰："凡刺有十二节，以应十二经……短刺者，刺骨痹，稍摇而深之，致针骨所，以上下摩骨也"。

2. 输刺

输刺是直入直出，深刺到骨，可以治疗骨痹之证，输刺法和肾脏相应。局部常规消毒后，直接刺入至骨，加压对骨进行刺激，多不进入骨内，用于软组织较厚的骨、骨节。《灵枢·官针第七》曰："凡刺有五，以应五脏……五曰输刺，输刺者，直入直出，深内之至骨，以取骨痹，此肾之应也。"

3. 皮下透刺

用长针进行皮下透刺，治疗筋肉疾病有很好的疗效，用长针沿皮下疏通、松解病变局部浅筋膜，即可缓解症状。由于筋膜是一个多维网络，深筋膜也能得到不同程度的放松。

（五）治疗病证

1.《灵枢》中长针主治病证

《灵枢》中以长针治疗者有四处，治疗三个病。

（1）深邪远痹

《灵枢·九针十二原第一》曰："长针者，锋利身薄，可以取远痹。"《灵枢·九针论第七十八》曰："故为之治针，必长其身，锋其末，可以取深邪远痹……八曰长针，取法于綦针，长七寸，主取深邪远痹者也。"

（2）内闭不得溲

《灵枢·癫狂第二十二》曰："内闭不得溲，刺足少阴、太阳，与骶上以长针。"

（3）病位较深

病位较深者，以长针治疗。《灵枢·官针第七》曰："病在中者，取以长针。"

2. 现代长针主治病证

（1）骨痹

《灵枢·官针第七》曰："短刺者，刺骨痹……输刺者，直入直出，深内之至骨，以取骨痹。"

（2）顽固性疼痛

顽固性疼痛多病程较长，我们认为其病位较深，可用长针治疗。

（3）疑难病证

病程较长、病位较深者的其他病，即疑难病证。

二、锋针

锋针为点刺经络、穴位，调节经络的常用针具，为九针第四针。

（一）概念

《灵枢·九针十二原第一》曰："四曰锋针（图6-2），长一寸六分……锋针者，刃三隅，以发痼疾"。《灵枢·九针论第七十八》曰："四者时也。时者四时八风之客于经络之中，为痼病者也。故为之治针，必筩其身而锋其末，令可以泻热出血，而痼病竭……四曰锋针，取法于絮针，筩其身，锋其末，长一寸六分，主痈热出血。"《灵枢·官针第七》曰："病在五脏固居者，取以锋针，泻于井荥分输，取以四时。"锋针"锋其末"，较为锋利，便于刺入，其"刃三隅"，刺入后开口较大，不易闭合，利于出尽瘀血，为治疗血脉病的专用刺血针具。由于锋针针尖锋利，针体较粗又短，便于用力，可加压针刺，适于刺骨，尤其适用于表浅骨突处。

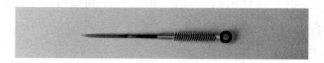

图6-2 锋针

（二）作用

1. 清泻热邪，排出火毒

热毒郁结，发为痈肿，用锋针放血，热邪、火毒可通过外出之血得以排出，具有清泻热邪、排出火毒的作用，甚至可以解毒消痈，为治疗火热之证，甚至火毒的较好刺法。《灵枢·九针论第七十八》曰："四曰锋针……主痈热出血。"《素问·长刺节论篇第五十五》曰："治痈肿者，刺痈上，视痈小大深浅刺。刺大者多血，小者深之，必端内针为故止。"《灵枢·热病第二十三》曰："热病身重骨痛，耳聋而好瞑，取之骨，以第四针，五十九刺，骨病不食，啮齿，耳青，索骨于肾。"

2. 舒筋活络，疏通经络

邪气阻滞，经脉瘀滞不通而引起的顽固性痹证，锋针放血可使经脉中邪气得以排出，顽固阻滞得去，经络畅通，痹证痼疾自愈，故具有舒筋活络、疏通经络、通痹止痛的作用。《灵枢·官针第七》曰："病在经络痼痹者，取以锋针"。《灵枢·寿夭刚柔第六》曰："久痹不去身者，视其血络，尽出其血。"《素问·调经论篇第六十二》曰："视其血络，刺出其血，无令恶血得入于经，以成其疾。"

3. 祛除瘀血，活血化瘀

锋针刺络放血可直接祛除瘀血，随着瘀血的排出，对经脉起到了活血化瘀的作用，临床症状多有缓解或消失。《灵枢·九针十二原第一》曰："凡用针者……菀陈则除之。"《素问·针解篇第五十四》曰："菀陈则除之者，出恶血也。"《灵枢·水胀第五十七》曰："先泻其胀之血络，后调其经，刺去其血络也。"

4. 祛除外邪，疏散表邪

外邪侵袭经络，锋针放血，可使外邪随着血液外流排出，外邪随之而去，表邪得散。治疗四时八风之客于经络之中，可通过放血，使症状较快得到缓解，《灵枢·九针论第七十八》曰："四者时也，时者四时八风之客于经络之中。"《灵枢·寒热病第二十一》曰："皮寒热者，不可附席，毛发焦，鼻槁腊，不得汗。取三阳之络。"

5. 祛除顽邪，调节脏腑

锋针取十二经脉腧穴刺血，可除五脏六腑之顽邪，使顽邪随瘀血外排，邪去则正安，脏腑功能得到调节。尤其在井穴、荥穴处放血，是治疗顽固性、疑难性脏腑病证较好的方法。《灵枢·官针第七》曰："病在五脏固居者，取以锋针，泻于井荥分输，取以四时。"《灵枢·顺气一日分为四时第四十四》曰："病在脏者取之井。"

6. 针刺骨骼，调节脏腑

肾主骨，骨应肾，刺骨可以调节肾的功能，治疗肾的病证。由于肾、骨与其他脏腑有着密切联系，锋针刺骨也可调节其他脏腑的功能，治疗其他脏腑病证。尤其对于久病、深部、疑难病证，效果良好。治疗脏腑病证，要选脏腑相应经脉的阳性腧穴。同时刺骨对皮肉筋脉病证也有治疗作用。

（三）针刺部位

锋针针刺多为点刺，刺入较浅，刺破皮肤出血即可，有些经络瘀阻较深，也可较深刺入，刺骨治疗时必须深刺。

1. 络结

络结即络脉怒张粗大显现，超出生理范围的血络。为络脉血聚瘀积之处，是锋针治疗的主要部位，也是最常用的锋针治疗之处。通过血络外壁刺络放血，使瘀血迅速排出，病邪随之外排，症状随即消失，多获得立竿见影的效果。《灵枢·经脉第十》曰："诸刺络脉者，必刺其结上。"《灵枢·九针十二原第一》曰："血脉者，在腧横居，视之独澄，切之独坚。"

2. 无结

有的络脉病变，虽然"无结"，没有明显病理性血络，但机体有络脉瘀阻的症状，也应该锋针刺络治疗。《灵枢·经脉第十》曰："其血者虽无结，急取之，以泻其邪而出其血，留之发为痹也。"如络穴、络脉、压痛点、病痛局部、神经出口处等。

（1）络穴

络穴为锋针常用针刺部位，全身络穴均可使用，但以四肢末端为主，尤其是井穴，较为常用。《素问·缪刺论篇第六十三》曰："人有所堕坠，恶血留内，腹中满胀，不得前后，先饮利药。此上伤厥阴之脉，下伤少阴之络。刺足内踝之下、然骨之前血脉出血，刺足跗上动脉；不已，刺三毛上各一痏，见血立已，左刺右，右刺左。"

（2）络脉

络脉虽然没有络结，但有络脉瘀滞表现，也可为锋针针刺部位，选择使用。《灵枢·寒热病第二十一》曰："皮寒热者，不可附席，毛发焦，鼻槁腊，不得汗，取三阳之络，以补手太阴。"

（3）压痛点

压痛点多为病变部位，也是锋针放血的常用部位。如《素问·缪刺论篇第六十三》曰："邪客于足太阳之络，令人拘挛背急，引胁而痛。刺之从项始数脊椎侠脊，疾按之应手如痛，刺之傍三痏，立已。"

（4）病痛局部

有些病痛部位，有异常改变，即为锋针针刺部位，有些虽然没有异常改变，局部也可作为锋针放血的部位。《素问·疟篇第三十六》曰："先头痛及重者，先刺头上及两额、两眉间出血。"

（5）相关神经处

背部支配病变部位的相关神经出口，可作为锋针放血治疗部位，选择运用。

3. 骨

锋针不但是刺脉的针具，还能刺骨，刺激骨膜、骨质，治疗邪深入肾及骨的病证，也可治疗疑难病证，《灵枢·热病第二十三》曰："热病身重骨痛，耳聋而好瞑，取之骨，以第四针，五十九，刺骨，病不食，啮齿，耳青，索骨于肾。"

（四）刺法

1. 络刺

《灵枢·官针第七》曰："络刺者，刺小络之血脉也。"《灵枢·小针解第三》曰："宛陈则除之者，去血脉也。"络刺就是刺皮下浅部显现的静脉以出其血，以疏通络脉痹阻，是用锋利的针刺入络脉外壁，使之溢出一定量的血液，血液色变而止，从而达到治疗疾病目的一种独特外治法。强调的是针刺瘀滞络脉，《灵枢·经脉第十》曰："故诸刺络脉者，必刺其结上，甚血者，虽无结，急取之，以泻其邪而出其血，留之发为痹也。"适于瘀血痹阻者。

2. 赞刺

赞刺就是多针、浅刺，不留针达到出血泻热的目的，适于病位在肌肉的痈肿、各种化脓性炎症、各种热证，为了加强效果，也可加拔火罐，以使郁热尽量外排，热毒随之外出，强调的是针刺密度、深浅度。《灵枢·官针第七》曰："赞刺者，直入直出，数发针而浅之出血，是谓治痈肿也。"也可用于局部瘀血、血液循环较差的情况。

3. 豹文刺

本法强调的是出血的形态，是在锋针前后左右的血脉针刺出血的刺法，直取瘀阻之络脉，放出瘀阻之血，由于出血点多，痕若豹纹，故名豹文刺，因心主血脉，故本法常用于治疗与心有关的血脉瘀阻等疾患。《灵枢·官针第七》曰："凡刺有五，以应五脏……二曰豹文刺，豹文刺者，左右前后针之，中脉为故，以取经络之血者，此心之应也。"也可作为局部瘀血治疗。

4. 缪刺

缪为交叉之意。《素问·缪刺论篇第六十三》曰："缪刺，以左取右，以右取左……有痛而经不病者，缪刺之，因视其皮部有血络者尽取之。"指人体一侧络脉有病而针刺对侧络脉、络穴的方法。与巨刺交叉取穴刺经有异。缪刺是奇邪侵袭，在大络中左右、上下流溢所致络脉奇病的专用刺法。《素问·三部九候论篇第二十》曰："其病者在奇邪，奇邪之脉，则缪刺之。"

5. 短刺

短刺可以治疗骨痹病，方法是局部常规消毒后，锋针缓慢进针，同时稍稍摇动针体，使针渐渐深入骨部，再上下提插摩擦骨，以加强刺激作用。骨松质锋针可刺入骨内，骨密质锋针只刺激骨膜、骨质表面，多用于皮下即是骨的骨突部位，《灵枢·官针第七》曰："凡刺有十二节，以应十二经……短刺者，刺骨痹，稍摇而深之，致针骨所，以上下摩骨也。"

6. 输刺

输刺的特点是直入直出，刺入深到骨，可以治疗骨痹之证，这是和肾脏相应的刺法。局部常规消毒后，锋针直接刺入至骨，加压对骨进行刺激，《灵枢·官针第七》曰："凡刺有五，以应五脏……五曰输刺，输刺者，直入直出，深内之至骨，以取骨痹，此肾之应也。"由于锋针粗短，较少运用输刺法，输刺与短刺都是刺骨的方法，只是手法稍有不同。

（五）治疗病证

1. 热性病

锋针治疗具有清热解毒、泻火消痈的作用，常用以治疗热证病证。《灵枢·九针论第七十八》曰："四曰锋针……主痈热出血。"

2. 瘀血病

锋针放血可使经脉瘀阻之血得以排出，瘀阻得去，新血布达，功能恢复正常，对于各种瘀血病证均可使用。

3. 痹证

锋针放血可使经脉痹阻之邪得以排出，经络通畅，痹痛得除。《灵枢·官针第七》曰："病在经络痼痹者，取以锋针。"锋针刺骨可祛除深邪远痹邪气，治疗骨痹等痹证。

4. 脏腑病

锋针在脏腑有关腧穴点刺放血，通过穴区的刺激，可以调节脏腑的功能活动，使其恢复正常。也可直刺腧穴、压痛点、骨膜、骨质，治疗脏腑重证、难证。《灵枢·官针第七》曰："病在五脏固居者，取以锋针。"

5. 疑难病证

对于"久病入络"的疑难病证，可通过锋针刺络放血，使络脉瘀阻消除，络脉得通，有助于经脉的畅通。

6. 骨病

锋针刺骨，能直接疏通骨气，可用于骨痹等骨的病证，如股骨头缺血坏死症、腰椎管狭窄症、增生性膝关节炎、跟骨刺等。

经脉腧穴锋针刺骨，也可治疗相应经脉、脏腑病证。

三、刺骨针

（一）概述

刺骨针（图 6-3）是长针与三棱针有机结合的产物，是用特种钢材制作的刺骨专用针具，针身较粗、较短，针柄较大，便于加压用力、刺入骨内，较长针、锋针刺骨作用强。刺骨针适于较深部位、较大关节。其治疗病证同长针、三棱针的适应病证，长针常用于治疗深邪远痹，锋针常用于治疗痼疾，刺骨针常用于治疗深邪远痹和痼疾。

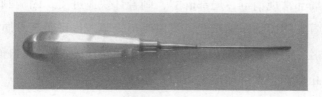

图 6-3　刺骨针

（二）作用

1. 疏通经络，调节骨气

刺骨针可在骨膜、骨质表面轻刺激，进行上下摩骨，用以经络腧穴处瘀阻不通但骨内没有高压瘀滞的病证，起到了疏通经络、调节骨气的作用，较毫针刺激性强，效果好。

2. 释放压力，缓解高压

骨痹等病证有些部位有骨内高压，靠毫针刺激调节力量弱，难以取得较好疗效。刺骨针能直刺入骨，刺激性强，调节力量大，可给予骨高压外排通道，使压力释放，快速解除骨高压，疗效迅速。

3. 活血化瘀，祛瘀生新

刺骨针刺入骨髓腔，可使骨内瘀滞流出，顽固之瘀血随之排出，瘀血祛除，新血流入，起到了活血化瘀、祛瘀生新的作用，且作用迅速而完全，疗效较好。

4. 具有锋针的作用

刺骨针尖有三棱，即是硬度较高的高质量锋针，可作为锋针使用。

（三）治疗方法

局部常规消毒，局部麻醉，刺骨针快速进皮，因输刺法直接刺骨，然后加压强刺激，可以刺至骨膜，也可刺至骨质甚至骨髓腔，可以使骨髓内瘀血流出，也可加拔火罐，敷料覆盖，压迫止血，多个部位依次进行。

黄帝内经刺骨疗法

（四）针刺部位

头骨、脊柱棘突、股骨大转子、髌骨、胫骨上端、肱骨上端、肱骨内外上髁、手足骨、骨节等部位，软组织较少，刺皮后即到骨，可达到刺骨不伤肉筋脉的目的，骨粗大用大号刺骨针，骨细小用小号刺骨针。

（五）治疗病证

治疗病证为深邪远痹和痼疾，如脊髓型颈椎病、顽固肩周炎、网球肘、腰椎管狭窄症、股骨头缺血坏死症、增生性膝关节炎、跟痛症等骨伤病证，及其他科某些重证、疑难病证等。

四、微铍针、特制针刀等

微铍针（图6-4）、特制针刀也可用于刺骨。微铍针较粗短，便于用力刺骨；为了方便刺骨，特制针刀应该做得短些、

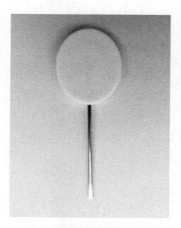

图6-4　微铍针

粗些，刀刃不要太锋利，以免卷刃，多用于体表骨突及软组织不厚处的刺骨治疗。

所以锋针多用于皮下即是骨者，长针多用脊柱后关节、髋关节等较深部位，刺骨针各个部位均可应用，微铍针、特制针刀用于软组织较薄的部位，部位深厚者用大号针具，如腰部等，部位浅薄者用小号针具，如面部等。

刺骨针具多样，各具特色，针尖可仿长针是尖形的，可仿锋针为三面有刃，也可仿针刀为长刃等，各种针具都能看到这三种刺骨针具的影子，针体长短粗细根据刺骨部位软组织厚薄有所选择，长的较粗些，短的较细些，针柄制成各种形状以便于握持用力。

第七章　刺骨的方法

　　骨的部位较深，刺骨方法就是针刺较深处的骨膜、骨质、骨骼，用于治疗较深部位病证的方法，《灵枢·逆顺肥瘦第三十八》曰："临深决水，不用功力，而水可竭也；循掘决冲，而经可通也。"《灵枢·官针第七》曰："八曰短刺，短刺者，刺骨痹，稍摇而深之，致针骨所，以上下摩骨也。"刺骨是《黄帝内经》中的主要刺法之一，也是现在常用刺法。

一、《黄帝内经》刺骨方法

（一）短刺

1. 概述

《说文解字》说："短，有所长短，以矢为正。从矢豆声。"短是接近的意思，这里指逐渐接近骨骼。短刺为十二刺的一种，是稍稍摇动渐进地将针刺入，深达骨部，并进行提插摩骨手法，用以治疗骨痹的针刺方法。

2. 作用

（1）针刺骨膜，调节筋膜

短刺通过对骨膜的刺激，调节机体筋膜，再通过筋膜调节深部脏腑、组织、器官等的功能活动。骨膜覆盖于骨组织表面，具有营养、保护、传递、运输、支持等功能，各肌肉、肌腱、韧带等组织的起、止点均附着于骨膜上，因此所有软组织急、慢性损伤均能在骨膜上产生病变点、区，通过短刺，可以治疗其病证。《素问·长刺节论篇第五十五》曰："在头，头疾痛，为藏针之，刺至骨，病已止。"

（2）传递力量，调节机体

力的传递是短刺疗法的重要作用之一，短刺通过上下摩骨的直接力的传导，使力作用于骨组织，刺激骨质，使骨因力的作用而发生结构、成分、功能的改变，恢复骨的功能。

（3）针刺骨骼，调节脏腑

肾应骨，通过短刺对骨质的针刺，可调节先天之本肾的功能，通过肾可调节有关脏腑的功能活动。选择不同脏腑经脉的腧穴进行短刺是治疗相应脏腑较重病证的较好方法。

3. 针刺部位

常选病变部位和相关腧穴的骨、骨膜。《素问·调经论篇第六十二》曰："病在骨，调之骨。"

4. 针具

常选锋针、长针等。

5. 针刺方法

消毒要严格，针刺相对要深，用大针、锋针等垂直进针，刺皮后采取稍稍摇动渐进的方式，要边摇动，边插入，到达骨部，在骨面上提插、摩擦骨骼、骨膜，刺激骨质、骨膜，不留针，辅料覆盖，5日1次。

6. 主治

（1）骨病

骨痹、骨软、骨蒸等骨病。

（2）重证、疑难病证

经脉、脏腑等。

（3）筋痹

顽固性筋痹。

7. 体会

（1）筋骨同治

短刺是刺骨的一种针刺方法，但在针由皮至骨的过程中，是"稍摇而深之"，对筋也有刺激、松解、调节的作用，其实骨膜也属筋的范畴，所以是筋骨同治。

（2）与输刺结合运用

短刺与五刺法中的输刺，都属刺骨的针法，都治疗骨痹，但二者针刺手法稍有不同，可结合运用。短刺在进针过程中"稍摇而深之"，渐进至骨，输刺是"直入直出，深内之至骨，"直接至骨，短刺反复摩骨，输刺直刺骨。

（3）刺骨针具

刺骨、摩骨需要用力较大，长针较长，不便用力，锋针较粗，也不便使用，为了便于刺骨，我们制作了刺骨针用于刺骨，微铍针、特制针刀也可用于刺骨。

（4）短刺针刺阳性腧穴、部位

使用短刺法针刺病变部位、腧穴等时必须有压痛等阳性反应，软组织要薄，多为骨突、骨节及其附近部位，以免损伤软组织。

（二）输刺

1. 概述

输刺是针具直入直出，深刺到骨，用于治疗骨痹的刺法。肾主骨，输刺是和肾脏相应的刺法。《灵枢·官针第七》曰："五曰输刺，输刺者，直入直出，深内之至骨，以取骨痹，此肾之应也。"输刺与短刺都是刺骨的方法，只是手法稍有不同。

2. 作用

（1）针刺至骨，祛除深邪

骨位五体最深，骨病为邪气深入于骨所致。《灵枢·刺节真邪第七十五》曰："虚邪之中人也，洒淅动形，起毫毛而发腠理。其入深，内搏于骨，则为骨痹。"祛除骨之邪气，需深刺于骨，并施以手法，才可以祛除"内舍于骨解腰脊节腠理之间"之深邪。

（2）疏通经络，通行骨痹

骨痹为外邪侵袭，深入于骨，影响骨气血的运行，经络不通，气血痹阻于骨所致，或内生邪气痹阻于骨，多为邪入较深、较久，治疗需要深刺骨，并用较重手法，强刺激骨，调节骨中气血，以疏通经络、调畅气血、通行骨痹。

（3）针刺骨骼，调节脏腑

肾应骨，通过输刺法对骨进行刺激调节，可调节先天之本肾的功能。可通过肾调节有关脏腑的功能活动，多深刺脏腑所属经脉腧穴至骨，调节有关脏腑的功能。

3. 针刺部位

组织结构有骨膜、骨质。《素问·调经论篇第六十二》曰："病在骨，调之骨。"《灵枢·终始第九》曰："在骨守骨。"

4. 针具

长针、锋针等。

5. 针刺方法

选择阳性部位、腧穴，局部常规消毒后，长针、锋针直接刺入至骨，对骨用力加压进行刺激，快速出针，可有滞针感，也可没有，辅料覆盖，5 日 1 次。

6. 主治

（1）骨痹等

主治骨刺、软骨炎、骨蒸、骨软等。对于皮肉筋脉等处的痹证也可治疗。

（2）经脉、脏腑病证

治疗病程较长、较重、顽固性经脉、脏腑病证。

（3）疑难病证

治疗病程较长、病位较深者的疑难病证，适用于病位较深至骨的病证。

7. 体会

（1）输刺与短刺异同

输刺与短刺都是刺骨的针法，治疗骨痹，但二者手法不同，短刺是"稍摇而深之，致针骨所，以上下摩骨"，即进皮后稍微摇摆深入，至骨后上下摩骨，刺激骨膜、骨质。输刺是"直入直出，深内之至骨"，即快速直刺至骨，加压后快速拔出。

（2）刺骨部位为阳性部位

选择刺骨部位多有压痛、形态、色泽等阳性改变，压痛为深压痛，多位于骨端、关节附近。

（3）输刺拔针可有滞针感

输刺用力较大，如果是骨松质可刺骨较深，刺入骨内，拔针可有滞针感，有无滞针感是是否刺入骨质内的指标，有滞针感刺入较深，效果较好，但要掌握好刺入深浅，避免损伤内部组织、器官。

（4）输刺手法重

输刺必须刺入深、用力大、重手法、强刺激，才能屡起重疴。

二、现代刺骨方法

刺骨疗法是一个较新的课题，虽然在《黄帝内经》短刺、输刺的基础上有所继承、有所发展、有所突破，解决了病在骨髓可针的问题，但自感并不完善，需要继续研究、探索，根据临床体会我们暂做出以下分类：

（一）根据针刺骨结构分类

根据针刺骨的结构及由浅入深分为刺骨节法、刺骨膜法、刺骨质法、刺骨络法等。

1. 刺骨节法

（1）概念

刺骨节法是针刺骨骼之间的关节以松解、通透关节囊、肌腱、韧带附着点并对非关节面刺骨的针刺方法。主要是骨外调骨。

（2）功能

①消除紧张，恢复平衡：根据关节结构的改变和生物力学原理，针刺紧张、挛缩的关节囊、肌腱、韧带附着点，调节生物之力，恢复生物力学的平衡，从而达到治疗作用，这是通过针刺关节达到对骨力的方向的调整，具有治骨的作用，尤其下肢骨节，其结构、力线的改变可影响全身结构、功能，也是将刺骨节作为刺骨内容的根据所在。

②针刺囊壁，疏通关节：刺骨节法以针刺关节囊壁，松解、疏导关节囊为主，通过针刺，使关节疏通，关节病证随之减轻、消失。

③针刺骨骼，调节骨气：对非关节面骨质针刺，调节骨质，疏导骨气，疏通经气，对骨具有调节、治疗作用。

（3）结构、部位

关节囊、肌腱、韧带附着点、非关节面骨。

（4）刺骨方法

选取相关关节、适宜的针具，于关节囊紧张、压痛等阳性部位将刺骨针刺入，首先通透关节囊，肌腱、韧带附着点纵向刺至骨，消除力的异常牵拉，恢复生物力学平衡。也可在非关节面刺骨，可刺激骨膜，也可刺骨质，甚至刺入骨内，应避免损伤关节，多个关节，依次进行，可刺入较浅，如指间、趾间等小关节，也可刺入较深，如骶髂关节、髋关节等大关节，7日1次。

（5）主治

骨伤科为主的各科病证，尤其关节病证及力失衡所致病证。

81

2. 刺骨膜法

（1）概念

刺骨膜法是针刺骨膜，调节骨、筋的功能，疏通骨气的治疗方法。由于骨膜经络分布密集、神经丰富、针感较强，故有较好疗效。《黄帝内经》短刺、输刺为刺骨膜法，现在小针刀在骨面上操作也有针刺骨膜作用。刺骨膜法属于骨面调骨，是较轻的刺骨手法。

（2）功能

①针刺骨膜，调节骨气：骨膜与骨紧密相连、经络相通，为骨的组成部分，对骨膜针刺，通过骨膜调节骨质，疏导骨气，疏通经气，从而达到治骨的作用，是治疗较轻骨痹、骨病的刺法。

②针刺骨膜，调节筋气：骨膜为软组织，具有筋的特性，为特殊的筋，针刺骨膜，对筋具有调节作用，治疗较重的筋痹、筋病。骨膜既为筋，也为骨，是筋骨同调的刺法。

③刺骨膜，调节脏腑：针刺骨膜虽然为刺骨疗法较浅者，但为刺入较深的刺法，经络、腧穴的深部刺激骨膜，可调节相应的脏腑、经络功能，治疗较重的脏腑、经络病证。

（3）结构、部位

骨膜。

（4）刺骨方法

选择阳性部位、腧穴，针直刺至骨，在骨膜垂直、纵向、横向反复刺激，但不刺入骨内，拔出无吸针感，3～5天1次。

（5）主治

病情较轻之骨病、较重之筋病、较重脏腑、经络病证。

3. 刺骨质法

（1）概念

刺骨质法是针刺骨质，刺入骨内，刺激骨骼，疏通骨气，释放压力，通过骨调节机体功能的针刺方法，为最常用的刺骨方法，《素问·长刺节论篇第五十五》曰："在头，头疾痛，为藏针之，刺至骨，病已止。"

（2）功能

①针刺骨骼，调节骨气：骨痹、骨病等，针刺骨质，刺入骨内，释放压力，调节骨质，疏导骨气，疏通经气，治疗骨痹、骨病等。

②针刺骨骼，调节脏腑：脏腑久病、重病入骨，选择相关部位骨、腧穴部骨针刺，既调节骨质，疏导骨气，又疏通脏腑之气，治疗病及于骨，病邪入骨的脏腑顽固病证。

③针刺骨骼，调节经络：经络久病、重病，选择相关经络、腧穴深部骨针刺，既调节骨质，疏导骨气，又疏通深部经络之气，治疗病邪深入的经络重证。

（3）针刺部位

骨质。

（4）刺骨方法

根据病证选择阳性部位、腧穴，针刺骨质，刺入骨内，可为骨松质，也可为骨密质，但不刺入骨髓腔，一般入骨 2～3mm，拔出有吸针感，骨质较硬可用锤子敲击缓慢进入，如肱骨结节、股骨、胫骨内外髁等，骨质较松可用力加压进入，如胸骨、髌骨等，要掌握好刺骨深度，5 日 1 次。

（5）主治

病情较重的病证，以痹证为主，也有脏腑、经络病证。

4. 刺骨络法

（1）概念

刺骨络法又称刺骨髓法，是针具穿过骨骼，可有突破感，刺至骨髓腔，针刺骨髓腔内血络，放出血络中瘀血、邪气，疏通骨络的针刺方法。刺骨络法针刺最深，可深入骨髓，但不是常规刺骨方法，只用于骨络郁滞深重、骨内高压等重症治疗。《素问·长刺节论篇第五十五》曰："病大风，骨节重，须眉堕，名曰大风。刺肌肉为故，汗出百日，刺骨髓，汗出百日，凡二百日，须眉生而止针。"

（2）功能

①针刺骨络，疏通骨气：骨病邪入骨络，为病最深、最后阶段，骨络为最深部位络脉，分布于骨髓，针刺病变部位骨络，刺破骨髓血络，邪气、瘀血从针眼外出，给其外排的渠道，消除骨络郁滞，释放骨内高压，疏导骨络，疏通骨气，使骨内气血运行恢复。

②针刺骨络，调节脏腑、经络：脏腑、经络病久病入骨髓，深部骨络郁滞，影响功能活动，针刺骨络，排出邪气、瘀血，消除骨络郁滞，则脏腑、经络功能恢复。

（3）针刺部位

如股骨、肱骨、胫骨上段、跟骨、胸骨、髌骨、颅骨、骶骨等处的骨骼络脉。

（4）刺骨方法

根据病证选择施术部位、针具，密质骨用力加压，或用锤子敲击，有突破感即进入骨髓腔，刺激骨络，出针后有较多瘀血流出。松质骨用手加压，刺入 2 ～ 3mm，可无突破感，拔针后顺针眼多有少量瘀血流出，可加拔火罐，使瘀血、邪气尽量外排，消除瘀阻，7 日 1 次，要严格消毒，避免骨络感染。

（5）主治

主治骨络郁滞深重、骨内高压等久病、重病、疑难病证等，如股骨头缺血坏死症、重症增生性膝关节炎、跟痛症，深重的经脉、脏腑病证等。

（二）根据针刺手法分类

根据针刺手法由轻到重分为摩骨法、压骨法、震骨法等。

1. 摩骨法

（1）概念

摩骨法是用力在骨面上摩擦，刺激骨膜、骨皮质，疏通骨气，消除郁滞以治疗疾病的针刺方法。《灵枢·官针第七》曰："八曰短刺，短刺者，刺骨痹，稍摇而深之，致针骨所，以上下摩骨也。"

（2）功能

①针刺骨膜，调节机体：摩骨法摩擦骨膜，通过骨膜调节骨质，疏导骨气，疏通经气，从而达到治骨病的作用，是治疗较轻骨病的刺法。骨膜也为软组织，具有筋的作用，以摩骨法摩擦骨膜，对筋具有调节作用，可治疗较重的筋痹、筋病。运用摩骨法对腧穴深部之骨膜进行针刺，还可以调节脏腑、经络的功能。

②针刺骨骼，调节骨气：摩骨法还可针刺骨质，调节骨

质，疏导骨气，疏通经气，治疗病及于骨，病邪入骨的病证。运用摩骨法对腧穴之骨质进行针刺，还可以调节相关脏腑、经络之骨功能，治疗较重的脏腑、经络病证。

（3）针刺部位

骨膜、骨质。

（4）刺骨方法

根据病证选择适宜的部位，刺骨针刺入，垂直上下提插摩骨，也可斜行、横行来回摩擦，摩擦骨膜、骨质，摩骨法用力较小，为骨表面最浅、最轻的刺法，但比皮肉筋脉刺激重，多用于经络腧穴的刺骨，5日1次。

（5）主治

各种骨痹、骨病的轻证，较重筋病，较重经脉、脏腑病证等。

2. 压骨法

（1）概念

压骨法是针刺至骨，在针柄上单手、双手垂直用力反复加压或顺刀口线反复纵向摆动加压，刺入或不刺入骨内，刺激骨质，疏通骨气、经气的针刺方法，是最常用的刺骨方法。

（2）功能

①按压骨骼，调节结构：压骨法刺骨部位多为骨骼阳性改变部位、相关部位，对骨骼的反复按压，力作用于病变骨骼，刺激异常骨骼，使其结构发生改变，结构决定功能，功能也随之发生改变。

②针刺骨骼，调节机体：压骨法针刺骨质，调节骨质，疏导骨气，疏通经气，治疗骨痹、骨病等。

脏腑、经络病久病入骨，按压针刺骨骼、腧穴，可消除骨气郁滞，调节脏腑、经络的功能，治疗脏腑、经络较重病证。

（3）针刺部位

各个部位骨，如颅骨、脊柱棘突、尾骨、髂骨、肱骨、胸骨、曲骨、股骨、髌骨、胫骨等。

（4）刺骨方法

根据病证选择适宜的部位，在针柄上单手、双手垂直用力反复加压或顺刀口线反复纵向摆动加压，用力大小以骨质疏密而定，骨密质用力宜大，骨松质用力宜小，可刺入骨内2～3mm，特殊部位也可3～5mm，拔出有吸针感，但不刺透骨骼，也可在骨面上进行，不刺入骨内，5日1次。

（5）主治

各种骨病和其他病证较重者。

3. 震骨法

（1）概念

震骨法是针刺至骨，用锤子轻轻敲击针柄，通过针体，使骨震动，刺入或不刺入骨内，通过刺骨及震动力的传导以调节机体，疏通骨气、经气的针刺方法，适于骨质较硬的部位。

（2）功能

①锤子敲击，加强刺激：震骨法用锤子敲击，产生震动，力量较大，刺激性强，疏通骨气较快，同时解决了骨质较硬刺入困难的问题。

震骨法震动力具有方向性，使力趋病所、力至病所，调节更有方向性、针对性。震动要有节律性，力大小适宜，使形成共振，增强治疗效果。

②借力调力，恢复平衡：震骨法根据力的失衡选择震动部位、力的方向，借助外力有针对性地纠正力的失衡，使力恢复平衡，用于力失衡病证。

③针刺骨骼，调节机体：震骨法针刺骨骼，刺激骨质，调节骨质，疏导骨气，疏通经气，治疗骨痹、骨病等。

脏腑、经络重病、久病，选择适宜的部位、腧穴，针刺骨质，疏通脏腑、经络之气，使脏腑、经络功能恢复，治疗脏腑、经络较重病证。

（3）针刺部位

骨、骨节。

（4）刺骨方法

根据病证选择适宜的部位，震骨法多为用于骨密质的刺法，刺骨针刺入至骨，锤子节律性地轻轻敲击，震动骨骼，震骨法力的方向要朝向病位，使力至病所，震骨法力量便于控制，易于掌握刺入深浅。震骨法每个进针点可震动一个刺骨点，也可稍改变方向震动多个刺骨点，以提高疗效。

震骨法也可用于关节结构的改变，如骶髂关节等，刺骨针突破关节囊，靠锤子的重力在关节腔穿行，一般不施加作用力，只在关节腔进行，调节关节的结构和力的平衡，不刺入骨质内，以免损伤关节面，5日1次。

（5）主治

震骨法适于骨病、各种较重病证、力失衡病证。

（三）根据骨质疏密分类

根据骨质疏密分为刺松质骨法、刺密质骨法等。松质骨较易刺入，稍用力即可，较好针刺。密质骨较硬，需用力刺骨，甚至需用锤子敲击。注意掌握好用力大小、刺入深度等。

（四）根据针具分类

根据针具分为长针刺骨法、锋针刺骨法、刺骨针刺骨法、微铍针、特制针刀刺骨法等，长针适于脊柱后关节、骶髂关节、髋关节等较深关节；锋针适于较浅骨突；刺骨针、微铍针、特制针刀运用较广、较多。

（五）根据病证分类

根据病证可分为骨病刺骨法、非骨病刺骨法等。刺骨法原意治疗骨痹等骨病，治疗先掌握骨病刺骨法，再扩展到五体痹、其他各科疑难病证的非骨病刺骨法。

（六）根据刺骨深浅分类

根据刺骨部位软组织深浅可分为浅刺法、深刺法等。浅刺法刺颅骨、棘突、髂后上棘、肱骨结节、内外上髁、大转子、髌骨等皮下即是骨处，刺入较浅。深刺法刺脊柱后关节、髋关节、小转子等处，刺入较深。

也可根据刺入骨内深浅可分为浅刺法、深刺法等，浅刺法为刺骨膜法、刺骨质法，深刺法为刺骨络法。

（七）根据刺骨部位分类

根据针刺部位分为刺颅骨法、刺脊柱骨法、刺上肢骨法、刺下肢骨法、刺胸骨法、刺骨节法等，以颅骨、脊柱骨、下肢骨节为主。

也可细分为单个骨、骨节刺骨法，如刺颅骨法、刺棘突法、刺骶骨法、刺胸骨法、刺髌骨法、刺骶髂关节法、刺膝关节法、刺胸锁关节法等。

临床多是根据病证选用锋针、长针、刺骨针、微铍针、特制针刀等针具，针刺骨骼配合适宜的针刺手法常应用于临床各种疑难重症的治疗。

第八章 刺骨疗法主治病证

一、五体病证

外邪侵袭，由表及里，侵袭于骨，瘀滞于骨，或脏腑虚弱，骨失所养，脏腑、经络病变，影响及骨，都可出现骨病，分为骨痹、骨痿、骨繇、骨厥、骨蚀等。《素问·长刺节论篇第五十五》曰："病在骨，骨重不可举，骨髓酸痛，寒气至，名曰骨痹。深者刺，无伤脉肉为故。"《素问·痹论篇第四十三》曰："以冬遇此者为骨痹……故骨痹不已，复感于邪，内舍于肾……肾痹者，善胀，尻以代踵，脊以代头……痹在于骨则重。"《灵枢·癫狂第二十二》曰："骨癫疾者，顑齿诸腧、分肉皆满而骨居，汗出烦悗；呕多沃沫，气下泄，不治。"

由于骨与皮肉筋脉相连，调节骨的同时，皮肉筋脉也得到调节，故刺骨的同时，皮肉筋脉病也得到治疗，刺骨疗法也可治疗皮肉筋脉病，多是筋骨关节疼痛、麻木等五体病证。

五体病证多是病程较长患者，一般超过一个月，病程较短者，针刺皮肉筋脉即可取得较好疗效，不用刺骨疗法，毕竟刺骨疗法刺入较深，损伤较重。

二、脏腑病证

1. 肾病

骨对应于肾，针刺骨可调节肾气，治疗肾的病证。《灵枢·官针第七》曰："五曰输刺，输刺者，直入直出，深内之至骨，以取骨痹，此肾之应也。"刺骨疗法不单治肾病本身引起的腰痛、耳鸣等病证，还包括肾所主的组织、器官等病证，我们称为肾系病证，如腹满身重、濡泄、寒疡流水、腰股痛发、腘腨股膝不便、烦冤、足痿清厥、脚下痛、跗肿等病证，还包括与肾相关联的其他脏腑病证等。《灵枢·五邪篇第二十》曰："邪在肾，则病骨痛阴痹，阴痹者，按之而不得，腹胀腰痛，大便难，肩背颈项痛，时眩。"

2. 其他脏腑病证

骨为人体最里，邪气传入的最后阶段，也可认为是疾病的较重阶段，对于其他脏腑的重病、久病，刺骨疗法有较好疗效，刺骨疗法治疗心肝脾肺的较重病证时，可选取脏腑所属经脉腧穴刺骨。故可治疗哮喘、心痛、胸痹、胃痛、泄泻、胁痛等久病、重病。

三、经络病证

1. 刺骨治疗足少阴经、足太阳经病

骨不但与肾和膀胱存在着对应关系，其与肾和膀胱的经脉足少阴经、足太阳经也存在对应关系，足少阴经、足太阳经为骨运输精血，提供营养，就经脉而言骨与足少阴经、足太阳经关系最为紧密。生理上相互联系，病理上相互影响，足太阳膀

胱经背部大杼穴为骨之会，可用以治疗骨病即是很好的证明。《灵枢·经脉第十》曰："足少阴气绝则骨枯。少阴者冬脉也，伏行而濡骨髓者也。故骨不濡则肉不能著也，骨肉不相亲则肉软却，肉软却故齿长而垢，发无泽。发无泽者，骨先死。"

选取足少阴经、足太阳经腧穴进行深刺骨，可以疏通足少阴经、足太阳经深部郁滞，治疗足少阴经、足太阳经较重病证。《素问·四时刺逆从论篇第六十四》曰："太阳有余，病骨痹身重；不足病肾痹，滑则病肾风疝；涩则病积善时颠疾。"《灵枢·经脉第十》曰："肾足少阴之脉……是动则病饥不欲食，面如漆柴，咳唾则有血，喝喝而喘，坐而欲起，目䀮䀮如无所见，心如悬若饥状，气不足则善恐，心惕惕如人将捕之，是为骨厥。是主肾所生病者，口热舌干，咽肿，上气，嗌干及痛，烦心，心痛，黄疸，肠澼，脊股内后廉痛，痿厥嗜卧，足下热而痛。"《灵枢·经脉第十》曰："膀胱足太阳之脉……是动则病冲头痛，目似脱，项如拔，脊痛，腰似折，髀不可以曲，腘如结，踹如裂，是为踝厥。是主筋所生病者，痔，疟，狂，癫疾，头囟项痛，目黄，泪出，鼽衄，项、背、腰、尻、腘、踹、脚皆痛，小指不用。"

2. 足少阳胆经病

骨为干，其质刚，胆为中正之官，其气亦刚，同气相求，胆有病，会影响及骨，足少阳胆经腧穴绝骨（悬钟）为髓会，髓又生骨，也可以说明足少阳胆经病与骨的密切关系，足少阳胆经可治疗骨病，刺骨也可以治疗足少阳胆经较重病变。《素问·热论篇第三十一》曰："少阳主骨，其脉循胁络于耳，故胸胁痛而耳聋。"《灵枢·经脉第十》曰："胆足少阳之脉……

是主骨所生病者，头痛，颔痛，目锐眦痛，缺盆中肿痛，腋下肿，马刀侠瘿，汗出振寒，疟，胸、胁、肋、髀、膝外至胫、绝骨、外髁前及诸节皆痛，小指次指不用。"

四、久病、重证、疑难病证

对于病位较深，浅刺不及病位，不能解决病深的问题，必须深刺，深刺至骨，上下摩骨，刺入骨内，进行强刺激，才能取得较好疗效。疑难重证患者，或病程较长等，我们认为其病变部位也较深，也需深刺至骨，上下摩骨，刺入骨内，实践证明已取得了较好疗效。《灵枢·卫气失常第五十九》曰："夫病变化，浮沉深浅，不可胜穷，各在其处，病间者浅之，甚者深之，间者小之，甚者众之，随变而调气。"《素问·长刺节论篇第五十五》曰："在头，头疾痛，为藏针之，刺至骨，病已止。"

可见刺骨疗法可以治疗内科、骨伤科、妇科、五官科的病证，由于刺骨刺激较重，疗效较好，是治疗上述各科较重、疑难病证的较好方法，多即时获得满意疗效，但刺激加强，损伤较重，轻病、病程较短、老年体弱者，一般不选择运用，或用较轻的其他刺法。

第九章 刺骨疗法的特点

一、针具较粗、较短、针尖较钝

刺骨疗法需要用力较大，才能刺入骨内，为了便于用力，针具做的较粗、较短。刺骨需要力量较大，尖不能做的太锋利，应该较钝，以防卷刃。

二、手法较重

刺骨病位较深，骨质较硬，需要用较重手法才能刺入。刺入骨质、骨络、骨节等，有时需借助锤子等工具，才能顺利刺入，可以说是手法较重。

三、选穴、次数较少

刺骨疗法，操作较重，每次选点较少，一般 1～2 点，多者 3～4 点。针刺部位较多时，应分组治疗。再次治疗，需要间隔 5～7 天，有的只需治疗一次即可。

四、用于久病、重病、疑难病证

刺骨疗法手法较重，病人畏针，治疗过程中、治疗后有一定痛苦，一般用于久病、重病、疑难病证的治疗，不作为一般病证的常规治疗。

五、以督脉之骨为主

"督脉为阳脉之海，总督诸阳"，同时腰背部为脏腑之气输注之处、内脏悬挂之处、机体支撑架，头部为脑髓之处、神经中枢之处，所以督脉是经脉、经气聚集之处，说明了后部督脉部位的重要性。

六、下部为主

五脏之中肾位居最下部，为先天之本，内寄元阴元阳，下部为人体之基，脚腿掌握人体行走、腰臀掌握人体坐姿，都与机体平衡有关，骨肾相应，刺骨应以下部为先、为主，先治疗下部，病多能治愈，如果效果不好，再选取中部、上部。

七、有整体治疗作用，兼有部分局部治疗作用

刺骨疗法有整体治疗作用，所选刺骨部位可治疗全身疾病，因为这些部位都是经气易于郁滞之处、力失衡之处，通过治疗有利于经气的疏通、力平衡的恢复，对全身具有调节作用，可以治疗全身疾病。

局部治疗作用是上部治上、中部治中、下部治下，即上部穴位治疗上部病变，中部穴位治疗中部病变，下部穴位治疗下部病变，具体为头部治疗头脑病变，胸背部治疗心肺、脾胃、肝胆病变，腰骶部、腹部治疗肾、膀胱等泌尿、生殖系统病变、肛肠病变，下肢治疗下肢病证。

八、五体同治

刺骨疗法为五体同时治疗。刺骨疗法虽然刺骨，但首先刺入的是皮，其次是软组织之筋、骨膜之筋，最后刺的是骨。脉无处不在，调节皮、筋时，脉也得以调节，刺骨络也是刺脉。在刺筋、骨时，虽然尽量躲避肌肉，但也不同程度地刺激肌肉，同时筋的松解，缓解了对肌肉的牵拉刺激，使肌肉放松，间接调整了肌肉。可以说是刺骨疗法使皮肉筋脉骨五体病证同时得到治疗，这也是可以治疗多种疾病、多科病证的原因。

九、遵循经络理论

刺骨疗法虽然针刺的是骨骼，其部位选择遵循经络理论，选取与病证相对应经络靠骨的腧穴等阳性部位，只不过是刺入较深，是经络理论在刺骨中的具体运用。

十、遵循力学理论

刺骨部位选择还遵循力学理论，选择纠正力失衡的部位针刺。如下肢足外翻，则治疗髋关节、踝关节外侧，膝关节内侧；下肢足内翻，则治疗髋关节、踝关节内侧，膝关节外侧。

第十章 刺骨的注意事项

一、严格消毒，以防感染

刺骨疗法针刺较深，刺入骨内，一旦感染，较难治愈，尤其刺骨络法，感染易致骨髓炎，所以应在手术室内操作，针具、操作过程严格消毒。

二、掌握好深浅角度，以防损伤脏器

刺骨疗法要掌握好深浅，尤其头骨、脊柱骨、胸骨等处，不可刺入过深，以免损伤内部脏器、脊髓。《素问·刺禁论篇第五十二》曰："刺脊间，中髓为伛。"

三、刺骨络法、透骨法严格掌握适应证

刺骨络法、透骨法均深入骨髓腔，要严格掌握适应证，有骨络郁滞、骨髓水肿、骨内高压者可选用，其他病证一般不用。

四、术前摄 X 线片或做 CT

术前必须摄 X 线片或做 CT 检查，以诊断是否有骨缺损、骨质破坏、骨质疏松。对于肿瘤、结核等骨质破坏、骨质疏松、有蛛网膜颗粒压迹者要慎用。

五、出血性疾病不能运用

血友病、再生障碍性贫血等出血性疾病不能运用，以防造成出血不止。

六、皮损、感染者不能运用

局部有皮损或感染者不能用刺骨疗法治疗，以防发生感染。

七、重病慎用

有高血压、心脏病者要慎用，以免出现并发症。高血压、心脏病等严重内脏疾病可服药后再治疗。

八、畏针者慎用

畏针者应慎用，可选用其他治疗方法。

九、治疗后防护

局部保持干净，当天不能洗澡，以防感染。刺骨疗法所用针具一般都比较粗大，针刺对人体组织损伤也较大，所以术后一定要嘱患者保持局部干净卫生，一般三天内不要洗澡，创面不要着水，以防感染。

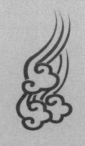

各 论

第十一章 骨伤科病

一、颈椎病

（一）概述

颈椎病又称颈椎综合征，是由于人体颈椎间盘逐渐发生退行性变、颈椎骨质增生，或正常生理曲线改变等造成颈椎管、椎间孔变形、狭窄，以致刺激、压迫颈部脊髓、神经根、交感神经、椎动脉、神经分支等而引起的一组综合征。为临床常见病、多发病，临床有逐渐增多的趋势，属于痹证、痿证、头痛、眩晕、项强等范围。

（二）病因病机

由于外伤、劳损等可致血溢脉外，阻滞经络，使经络运行不通，或正气不足，经络空虚，卫外不固，风寒入侵于颈部经络，气血阻滞，经脉失养，可致颈椎病。本病病位在经络，手三阴经、手三阳经、足太阳经、督脉等经络受病，可致本病。以手太阳经、手阳明经、督脉受病为主者，可为单纯经脉病，或经筋病，或络脉病，或骨病。经脉、经筋、络脉、筋骨可同时受病，病变不单是颈肩、上肢，脊髓型颈椎病还会出现下肢症状，交感神经型颈椎病主要是脏腑功能失调的症状。

（三）诊断

1. 颈椎病的分型

颈椎病的发病部位、临床表现各种各样，根据病变受压组织的不同及病变部位、病变范围不同，临床症状也不相同，将颈椎病分为颈型、神经根型、椎动脉型、交感神经型、脊髓型颈椎病5种，其中以神经根型最为常见，约占颈椎病总数的60%。这是最常用、最传统的分类方法。

（1）颈型颈椎病

症状：颈项疼痛、强直、肩背疼痛、僵硬，颈部屈伸、旋转等活动受限，颈部活动时，躯干多同时活动，头痛、头后部麻木、头晕，少数病人出现臂、手疼痛、麻木，但咳嗽、喷嚏不加重。

体征：颈部强迫体位、活动受限，病变肌肉变直、痉挛，局部压痛。

X线检查：颈椎曲度变直，小关节移位、增生，椎间隙变窄。

（2）神经根型颈椎病

症状：颈、肩、臂疼痛，程度轻重不一，轻者仅酸痛，重者可剧痛难忍，彻夜不眠，疼痛呈阵发性加剧，多伴有麻木、无力，上肢麻木，疼痛呈颈神经支配区域分布，部位固定，界限清楚。咳嗽、深呼吸、喷嚏、颈部活动时，患肢症状可诱发或加重，日久上肢肌肉可有萎缩。

体征：颈部活动受限，病变棘突旁边压痛并向患肢放射，患肢也可有反射性压痛。椎间孔挤压试验、臂丛神经牵拉试验阳性，受累神经支配区域皮肤感觉减退、肌肉可萎缩、肌力减弱。

X 线检查：颈椎生理曲度变直或消失、棘突偏歪、钩椎增生、椎间孔变小、椎间隙变窄，以上 X 线改变可部分或同时出现。

（3）椎动脉型颈椎病

症状：眩晕呈旋转性、浮动性、一过性，有倾斜感、移动感，转动颈部诱发或加重，可伴有耳鸣、耳聋、视物模糊、记忆力减退等。猝倒前无预兆，多在行走、站立或颈部旋转屈伸时突然下肢无力而跌倒，瞬间即清醒，立即起身后可活动。头痛，多位于枕部、顶枕部，多为单侧，呈胀痛、跳痛，常因转头而诱发。极少部分可有恶心、呕吐、上腹部不适、心悸、胸闷、多汗、尿频、尿急、声音嘶哑、吞咽困难等。

体征：椎动脉旋转扭曲试验阳性。

X 线检查：可见钩椎增生、椎间孔狭窄、椎体不稳等。

（4）交感神经型颈椎病

症状：颈枕痛或偏头痛、头晕、头沉，眼胀、视物模糊、流泪、眼睑无力、视力减退，咽部不适、有异物感，鼻塞、耳鸣、耳聋，舌尖麻木、牙痛，胸闷、心悸、心痛、失眠，腹泻、便秘、恶心、呕吐，哮喘，尿频、尿急、排尿困难，极少肢体麻木、遇冷加重，或呈间歇性皮肤发红、发热、肿胀，多汗或无汗。

体征：颈部可有压痛，可出现霍纳征、瞳孔缩小、眼睑下垂、眼球下陷等。

X 线检查：环枢椎半脱位、颈椎旋转移位、骨质增生等。

（5）脊髓型颈椎病

症状：疼痛多不明显，下肢可见麻木无力、沉重、发紫、怕冷、酸胀、水肿、站立不稳、步履蹒跚、闭目行走摇摆、脚尖不能离地、颤抖，重者腰背、腹部麻木，指鼻试验、跟膝颈试验阳性，可有尿急、排尿不尽、尿潴留、便秘或排便不畅。

体征：曲颈试验阳性，浅反射迟钝或消失，深反射亢进。

X 线检查：颈椎生理曲度变直或向后成角，椎间隙变窄、椎体退变增生、后纵韧带钙化，先天性椎体融合等。

CT 检查：椎体后骨刺、椎间盘向后突出、脱出，后纵韧带钙化、黄韧带钙化等。

磁共振成像 (MRI) 检查：脊髓受压明显，多因骨刺、椎间盘、黄韧带肥厚引起。

临床上此 5 型可单独出现，但多数情况下是两种或两种以上复合出现，多数症状较为典型，少数不典型，如交感神经型颈椎病可无颈部症状，只有内脏功能失调或五官症状，椎动脉型颈椎病有头部症状，临床上应仔细检查、综合考虑。

2. 颈椎病的辨证分经

颈、上肢有手三阴经、三阳经、足太阳经、督脉等循行，根据颈椎病的症状进行辨证分经，循经治疗，使治疗更有针对性。临床上颈椎病可为一经病，但多数为数经并病。

（1）督脉病

头枕部、颈部疼痛、沉紧、麻木，颈曲屈不利，头枕后部、颈后正中部可有压痛。

（2）手阳明经病

颈外侧、肩、上肢前外侧、食指疼痛、麻木，颈侧屈不利，可向上肢放射，颈外侧、上肢前外侧压痛，上肢活动无力。

（3）手少阳经病

颈外侧疼痛、压痛，颈侧屈不利，枕部可疼痛沉重，向头侧放射，上肢外侧疼痛、麻木，可向中指、无名指放射，上肢外侧中间可有压痛。

（4）手太阳经病

颈后外侧疼痛、压痛，颈屈伸、侧屈不利，上背肩胛部酸楚疼痛、压痛，上臂后侧、前臂尺侧疼痛，可连及小指，头后仰诸症加重，前臂尺侧、小指麻木、活动无力。

（5）手太阴经病

肩前内侧疼痛酸楚，上及缺盆、下向上臂内侧前缘放射，可至拇指，上臂内侧、前臂桡侧、拇指麻木、无力，肩前部可有压痛，颈可有疼痛。

（6）手少阴经病

肩前内侧疼痛酸楚，向下放射至上臂内侧后缘、前臂内侧后缘，前臂内侧后缘、掌、小指疼痛、麻木、无力。

（7）足太阳经病

颈部酸楚疼痛，头枕部疼痛、麻木，上臂疼痛，颈曲屈不利，头、颈后两侧可有压痛。

（四）治疗

刺骨疗法适于颈椎病较重者，或其他疗法治疗效果欠佳者，对于脊髓型颈椎病也有一定疗效，相对较轻者用较轻刺骨法，相对较重者用较重刺骨法，或几种刺骨法合用，疼痛较剧者，治疗期间应卧床休息。

1. 颈型颈椎病

（1）刺骨节

部位：$C_2 \sim C_7$后关节。

操作：常规运用，$C_2 \sim C_7$棘突下旁开20～25mm处用刺骨针直刺相应颈椎的关节囊，针尖到达关节囊，上下摩骨，7日1次。

（2）刺骨膜

①部位：玉枕关、C_2棘突、风池、头部压痛点等，常规选用。

②操作：玉枕关：枕骨粗隆下用刺骨针、微铍针、特制针刀等朝内上直刺至骨，上下摩骨，5日1次。

C_2棘突：C_2棘突压痛点用刺骨针、微铍针、特制针刀等垂直直刺至骨，上下摩骨，5日1次。

风池：用刺骨针、微铍针、特制针刀等朝内上直刺至骨，上下摩骨，5日1次。

头部压痛点：用刺骨针、微铍针、特制针刀等垂直直刺至骨，上下摩骨，5日1次。

（3）刺骨质

①部位：玉枕关、C_2棘突、风池、头部压痛点，用于病情较重者等。

②操作：玉枕关：用刺骨针、微铍针、特制针刀等朝内上直刺至骨，刺入骨内2～3mm，拔出有吸针感，5日1次。

C_2 棘突：在 C_2 棘突压痛处用刺骨针、微铍针、特制针刀等垂直直刺至骨，刺入骨内 $2 \sim 3mm$，拔出有吸针感，谨慎操作，针不离骨，以防损伤延髓，5 日 1 次。

风池：用刺骨针、微铍针、特制针刀等朝内上直刺至骨，刺入骨内 $2 \sim 3mm$，拔出有吸针感，5 日 1 次。

头部压痛点：用刺骨针、微铍针、特制针刀等垂直直刺至骨，刺入骨内 $2 \sim 3mm$，拔出有吸针感，5 日 1 次。

（4）刺骨络

①部位：尾闾关。

②操作：适于其他刺骨法效果欠佳者，严格消毒后，骶骨正中尾闾关处用刺骨针、微铍针、特制针刀等震骨法刺入骨内 $5 \sim 10mm$，拔出后有瘀血流出，加拔火罐，7 日 1 次。

2. 神经根型颈椎病

（1）刺骨节

①部位：颈椎旁后关节、肩关节、肩锁关节，常规选用等。

②操作：$C_4 \sim T_1$ 棘突下旁开 $20 \sim 25mm$ 用刺骨针刺入关节囊，针尖刺破关节囊后短刺，上下摩骨，7 日 1 次。

肩关节：肩部疼痛者选择肩关节压痛点用微铍针、特制针刀等刺入，纵向疏通关节囊，加压非关节面针刺，7 日 1 次。

肩锁关节：用微铍针、特制针刀等刺入，纵向疏通关节囊，7 日 1 次。

（2）刺骨膜

①部位：玉枕关、肱骨结节、肱骨外上髁、桡骨茎突、相关经脉阳性腧穴、压痛点等，常规选用。

②操作：玉枕关：用刺骨针、微铍针、针刀等朝内上直刺至骨，上下摩骨，5日1次。

肱骨结节：肱骨大、小结节压痛点用刺骨针、微铍针、特制针刀等垂直直刺至骨，上下摩骨，5日1次。

肱骨外上髁：肱骨外上髁压痛点用刺骨针、微铍针、特制针刀等垂直直刺至骨，上下摩骨，5日1次。

桡骨茎突：桡骨茎突压痛点用刺骨针、微铍针、特制针刀等垂直直刺至骨，上下摩骨，5日1次。

相关经脉阳性腧穴、压痛点：手三阳经、手三阴经、足太阳经等阳性腧穴、压痛点用刺骨针、微铍针、特制针刀等垂直直刺至骨，上下摩骨，5日1次。

（3）刺骨质

①部位：玉枕关、肱骨结节、肱骨外上髁、桡骨茎突、相关经脉近骨阳性腧穴、压痛点等，针刺部位较多，分组针刺，用于较重病证。

②操作：玉枕关：用刺骨针、微铍针、针刀等朝内上直刺至骨，刺入骨内 2～3mm，拔出有吸针感，5日1次。

肱骨结节：肱骨大、小结节压痛点用刺骨针、微铍针、特制针刀等垂直直刺至骨，刺入骨内 2～3mm，拔出有吸针感，5日1次。

肱骨外上髁：肱骨外上髁压痛点用刺骨针、微铍针、特制针刀等垂直直刺至骨，刺入骨内 2～3mm，拔出有吸针感，5日1次。

桡骨茎突：桡骨茎突压痛点用刺骨针垂直直刺至骨，刺入骨内 2～3mm，拔出有吸针感，5日1次。

相关经脉近骨阳性腧穴、压痛点：手三阴、三阳、足太阳等经脉近骨阳性腧穴、压痛点用刺骨针、微铍针、特制针刀等垂直直刺至骨，刺入骨内即可，拔出有吸针感，部位较多，分组针刺，5 日 1 次。

（4）刺骨络

①部位：尾闾关。

②操作：适于其他刺骨法效果欠佳者，在尾闾关用刺骨针、微铍针、特制针刀等刺入骨内 5 ～ 10mm，拔出后有瘀血流出，加拔火罐，7 日 1 次。

3. 脊髓型颈椎病

（1）刺骨节

①部位：颈椎后关节、腰椎后关节、骶髂关节等，常规选用。

②操作：颈椎后关节：根据核磁共振或 CT 报告以及临床体检选取压迫颈椎脊髓的颈椎后关节，一般常取 $C_4 \sim T_7$ 棘突旁开 15 ～ 20mm，刺骨针直刺相应颈椎的关节囊，针尖疏通关节囊，上下摩骨，7 日 1 次。

腰椎后关节：相应腰椎棘突下旁开 15 ～ 20mm，刺骨针、长针直刺至后关节囊，刺破关节囊，上下摩骨，加强刺激，7 日 1 次。

骶髂关节：患侧髂后上棘内 5mm 处为进针点，大号刺骨针朝外 80° 刺入，刺破骶髂关节囊，顺关节间隙延伸，调节关节间隙，7 日 1 次。

（2）刺骨膜

①部位：玉枕关、C_7 棘突、胸腰椎棘突、骶骨正中、髂

后上棘、下肢近骨阳性腧穴，常规选用。

②操作：玉枕关：用刺骨针、微铍针、针刀等朝内上直刺至骨，上下摩骨，5日1次。

C_7棘突：用刺骨针、微铍针、特制针刀等垂直直刺至骨，上下摩骨，5日1次。

胸腰椎棘突：胸腰椎棘突压痛处用刺骨针、微铍针、特制针刀等垂直直刺至骨，上下摩骨，5日1次。

骶骨正中：骶骨正中部用刺骨针、微铍针、特制针刀等刺入骨内，上下摩骨，7日1次。

髂后上棘：用刺骨针、微铍针、特制针刀等快速刺过皮肤，垂直刺至髂后上棘，上下摩骨，5日1次。

下肢近骨阳性腧穴：足三阴经、足三阳经近骨阳性腧穴处用刺骨针、微铍针、特制针刀等分别针刺至骨，上下摩骨，腧穴较多，分组治疗，5日1次。

（3）刺骨质

①部位：玉枕关、C_7棘突、胸腰椎棘突、骶骨正中、髂后上棘、压痛点等，用于较重病证。

②玉枕关：用刺骨针、微铍针、针刀等朝内上直刺至骨，刺入骨内 2～3mm，拔出有吸针感，5日1次。

C_7棘突：用刺骨针、微铍针、特制针刀等垂直直刺至骨，刺入骨内 2～3mm，拔出有吸针感，5日1次。

胸腰椎棘突：胸腰椎棘突压痛点用刺骨针、微铍针、特制针刀等垂直直刺至骨，刺入骨内 2～3mm，拔出有吸针感，5日1次。

骶骨正中：用刺骨针、微铍针、特制针刀等刺入骨内

2 ～ 3mm，拔出有吸针感，7 日 1 次。

髂后上棘：用刺骨针、微铍针、特制针刀等快速刺过皮肤，垂直刺至髂后上棘，刺入骨内 2 ～ 3mm，拔出有吸针感，5 日 1 次。

压痛点：上下肢压痛点用刺骨针、微铍针、特制针刀等垂直直刺至骨，刺入骨内即可，拔出有吸针感，5 日 1 次。

（4）刺骨络

①部位：尾闾关。

②操作：适于其他刺骨法效果欠佳者，用刺骨针、微铍针、特制针刀等刺入骨内 5 ～ 10mm，拔出后有瘀血流出，加拔火罐，7 日 1 次。

4. 椎动脉型颈椎病

（1）刺骨节

部位：颈椎后关节，常规选用。

操作：相应颈椎后关节一般常取 C_3 ～ C_7 棘突下旁开 20 ～ 25mm，刺骨针直刺相应颈椎的后关节囊，针尖到达关节囊，上下摩骨，7 日 1 次。

（2）刺骨膜

①部位：乳突、玉枕关、C_2 棘突、风池、头部压痛点等，常规选用。

②操作：乳突：乳突下用刺骨针、微铍针、特制针刀等朝内上直刺至骨，上下摩骨，5 日 1 次。

玉枕关：用刺骨针、微铍针、针刀等朝内上直刺至骨，上下摩骨，5 日 1 次。

C_2 棘突：C_2 棘突压痛处用刺骨针、微铍针、特制针刀等垂直直刺至骨，上下摩骨，5日1次。

颈一横突尖：侧卧位暴露颈一横突尖压痛点，用刺骨针在左手拇指导引下直刺至骨，上下摩骨，5日1次。

风池：用刺骨针、微铍针、特制针刀等朝内上直刺至骨，上下摩骨，5日1次。

头部压痛点：用刺骨针、微铍针、特制针刀等垂直直刺至骨，上下摩骨，5日1次。

（3）刺骨质

①部位：乳突、玉枕关、C_2棘突、风池、头部压痛点等，用于较重病证。

②操作：乳突：乳突下用刺骨针、微铍针、特制针刀等朝内上直刺至骨，刺入骨内，拔出有吸针感，5日1次。

玉枕关：用刺骨针、微铍针、特制针刀等朝内上直刺至骨，刺入骨内2～3mm，拔出有吸针感，5日1次。

C_2棘突：用刺骨针、微铍针、特制针刀等垂直直刺至骨，刺入骨内，拔出有吸针感，要谨慎操作，针不离骨，5日1次。

风池：用刺骨针、微铍针、特制针刀等朝内上直刺至骨，刺入骨内2～3mm，拔出有吸针感，5日1次。

头部压痛点：用刺骨针、微铍针、特制针刀等垂直直刺至骨，刺入骨内2～3mm，拔出有吸针感，5日1次。

（4）刺骨络

①部位：尾闾关。

②操作：适于其他刺骨法效果欠佳者，用刺骨针、微铍针、特制针刀等刺入骨内5～10mm，拔出后有瘀血流出，加拔火罐，7日1次。

5. 交感型颈椎病

（1）刺骨节

①部位：颈椎后关节、胸腰椎后关节、骶髂关节等，常规选用。

②操作：颈椎后关节：根据核磁共振或 CT 报告以及临床体检选取压迫颈椎脊髓的颈椎后关节，一般常取 $C_4 \sim T_7$ 棘突旁开 15 ～ 20mm，刺骨针直刺相应颈椎的关节囊，针尖到达关节囊，上下摩骨，7 日 1 次。

胸腰椎后关节：根据症状选择所属脏腑相应棘突下旁开 15 ～ 25mm 背俞穴，用刺骨针、长针直刺至后关节囊，刺破关节囊，上下摩骨，加强刺激，7 日 1 次。

骶髂关节：患侧髂后上棘内 5mm 处为进针点，刺骨针朝外 80° 刺入，刺破骶髂关节囊，顺关节间隙延伸，调节关节间隙，7 日 1 次。

（2）刺骨膜

①部位：玉枕关、胸腰椎棘突、骶骨正中、髂后上棘等，常规选用。

②操作：玉枕关：用刺骨针、微铍针、针刀等朝内上直刺至骨，上下摩骨，5 日 1 次。

胸腰椎棘突：胸腰椎阳性棘突用刺骨针、微铍针、特制针刀等垂直直刺至骨，上下摩骨，5 日 1 次。

骶骨正中：用刺骨针、微铍针、特制针刀等刺入骨内，上下摩骨，7 日 1 次。

髂后上棘：用刺骨针、微铍针、特制针刀等快速刺过皮肤，垂直刺至髂后上棘，上下摩骨，5 日 1 次。

（3）刺骨质

①部位：玉枕关、胸腰椎棘突、骶骨正中、髂后上棘、阳性腧穴等，用于较重病证。

②操作：玉枕关：用刺骨针、微铍针、针刀等朝内上直刺至骨，刺入骨内2～3mm，拔出有吸针感，5日1次。

胸腰椎棘突：胸腰椎阳性棘突用刺骨针、微铍针、特制针刀等垂直直刺至骨，刺入骨内2～3mm，拔出有吸针感，5日1次。

骶骨正中：用刺骨针、微铍针、特制针刀等刺入骨内2～3mm，拔出有吸针感，7日1次。

髂后上棘：用刺骨针、微铍针、特制针刀等快速刺过皮肤，垂直刺至髂后上棘，刺入骨内2～3mm，拔出有吸针感，5日1次。

阳性腧穴：相关脏腑所属经脉阳性腧穴、压痛点用刺骨针、微铍针、特制针刀等垂直直刺至骨，刺入骨内即可，拔出有吸针感，5日1次。

（4）刺骨络

①部位：尾闾关。

②操作：适于其他刺骨法效果欠佳者，用刺骨针、微铍针、特制针刀等刺入骨内5～10mm，拔出后有瘀血流出，加拔火罐，7日1次。

二、肩关节周围炎

（一）概述

肩周炎全称肩关节周围炎，以肩部逐渐产生疼痛，夜间疼痛为甚，逐渐加重，肩关节功能活动受限为临床表现的病证，又称"冻结肩""五十肩""肩凝症"等，是发生于肩关节周围软组织的无菌性炎症。为临床常见病、多发病。

（二）病因病机

肩周炎由于外伤、劳损血溢脉外，阻滞经络，使经络运行不通，或正气不足，经络空虚，卫外不固，外邪、奇邪入侵于肩部经络，气血阻滞，经脉失养所致。涉及手三阳经、手少阴经、足少阳经等，以手三阳经为主，可为单纯经脉病，或经筋病，或络脉病，较重者病至骨，表现为经脉、经筋、络脉、筋骨同病、共病。

（三）诊断

1. 西医诊断

肩周炎发病于 40 岁以上，以 50 岁左右多发，女性多于男性，多为单侧发病，部分患者可累及双肩，起病缓慢，部分有外伤史、劳损史、受凉史，主要症状和体征如下：

（1）疼痛

初期为轻度肩部酸楚、冷痛、酸痛，可持续痛也可间歇痛，部位局限于肩峰下，随着病情加重，部位发展成整个肩关节周围，严重者，稍一触碰或活动不慎，即疼痛难忍，故多采用防护姿势，将患侧上肢紧靠于体侧，并用健手托扶。夜间疼痛较重，或夜不成眠，或半夜疼醒，不敢卧向患侧。疼痛多遇热减轻，遇寒加重，可牵涉颈部、肩胛部、三角肌、上臂或前臂外侧。

（2）活动受限

活动受限为肩周炎的主要特征，肩关节开始不敢活动，随着肩周粘连的加重，逐渐活动受限，主要是外展、上举、前屈、后伸、外旋、内旋等。表现为手不能插口袋、扎腰带，不能梳头、摸背、洗脸、刷牙、穿脱衣等，出现扛肩现象。注意记录活动受限的方向、范围、度数，以便与治疗后对比。

（3）压痛

多在喙突、肩峰下、大结节、小结节、结节间沟、三角肌止点等出现压痛，在冈下窝、肩甲骨外缘（小圆肌起点）、冈上窝等可触及硬性条索，并有明显压痛，冈下窝压痛可放射到上臂内侧及前臂背侧，患者胸外上部也可出现压痛。

（4）肩部肌肉萎缩

肩周炎晚期，因患者惧怕疼痛，患肩长期活动减少，肩部肌肉可发生不同程度的失用性萎缩，特别是肩外侧的三角肌萎缩，可使肩部失去原有的丰满外形，出现肩峰突起现象，加重了肩关节的运动障碍程度，从而产生上臂上举不利、后伸困难等症状。病愈后可恢复。

（5）全身表现

部分患者可出现心烦、失眠、心悸、眩晕、饮食不节、或冷或热等症状。

（6）肌肉受阻试验

主要发生病变的肌肉，不仅在其起止点，肌腹及肌腱衔接处也有明显压痛，且其抗阻试验阳性。如内旋抗阻试验阳性，是病及胸大肌、肩胛下肌，外展抗阻试验阳性是病及三角肌等。

（7）X 线检查

多无异常。

2. 辨证分经

肩周炎肩部疼痛、活动受限方向多以一个方向较重，其他方向较轻，根据肩部疼痛、活动受限方向、压痛不同及四诊合参，辨证归一经或几经，以便循经选穴。

（1）手太阴经病

肩前内侧酸痛，痛引缺盆，向上肢内侧前缘放射，甚至放射至拇指，肩关节受限以后伸最明显，肩部前内侧、胸外上部、肩腋前缘压痛，为肩周炎最常见者。

（2）手阳明经病

肩峰及上臂外侧偏前疼痛，连及肘部，肩关节活动以外展、上举障碍为主。肩臂外侧压痛。

（3）手少阳经病

肩关节外侧疼痛，上连及颈项，下连及前臂甚至环指，肩关节外展受限，肩臂外侧压痛。

（4）手太阳经病

肩臂后外侧及肩胛牵掣痛，上连颈部、肩胛部，下连及肘臂后外侧及小指，肩关节活动受限以内收为主，肩胛部、肩臂后侧压痛。

部分患者，还涉及手厥阴经、手少阴经等。

（四）治疗

肩周炎较重者或其他治疗方法效果欠佳者用刺骨疗法，根据病情轻重选择刺激量轻重相应的刺法，刺骨节、骨膜多数能用到，刺骨质、骨络用于昼轻夜重、久治不愈者，治疗期间应配合功能锻炼。

1. 刺骨节

（1）部位

肩关节、颈椎后关节、肩锁关节等。

（2）操作

肩关节：常规选用，肩关节内侧、外侧压痛点用刺骨针、微铍针、特制针刀等刺入，疏通肩关节，7日1次。

颈椎后关节：常规运用，$C_4 \sim T_1$ 棘突下旁开 $20 \sim 25mm$ 压痛处用刺骨针、长针等刺破后关节囊，上下摩骨，加强刺激，7日1次，1～2次即可。

肩锁关节：常规运用，肩锁关节用微铍针、特制针刀等刺入，纵向疏通关节囊，7日1次，1～2次即可。

2. 刺骨膜

（1）部位

喙突，肱骨大、小结节，常规选用。

（2）操作

喙突：喙突外下部用刺骨针、微铍针、特制针刀等朝内上直刺至骨，上下摩骨，5日1次。

肱骨大、小结节：肱骨大、小结节处用刺骨针、微铍针、特制针刀等直刺至骨，上下摩骨，5日1次。

3. 刺骨质

（1）部位

喙突、肱骨结节、阳性腧穴、压痛点等，适于昼轻夜重者。

（2）操作

喙突：喙突外下部处用刺骨针、微铍针、特制针刀等直刺至骨，加压刺入骨内 2 ～ 3mm，拔出有吸针感，5 日 1 次。

肱骨大、小结节：肱骨大、小结节处用刺骨针、微铍针、特制针刀等直刺至骨，加压刺入骨内 2 ～ 3mm，拔出有吸针感，5 日 1 次。

阳性腧穴、压痛点：手三阳经、手三阴经、足少阳经等阳性腧穴、压痛点刺骨针、微铍针、特制针刀等垂直直刺至骨，刺入骨内即可，拔出有吸针感，5 日 1 次。

4. 刺骨络

（1）部位：肱骨结节等。

（2）操作：顽固性患者、夜间疼痛难忍者肱骨大结节等处用刺骨针、微铍针、特制针刀等直刺至骨，加压刺入骨内 5 ～ 10mm，拔出有瘀血流出，加拔火罐，吸出高压瘀血，7 日 1 次。

三、网球肘

（一）概述

网球肘又称肱骨外上髁炎，为临床常见病，是肘关节外侧前臂伸肌起点处肌腱发炎而产生疼痛的病证。网球肘是过劳性综合征的典型例子，网球、羽毛球运动员较常见，故称"网球肘"，家庭主妇、厨师、砖瓦工、木工等长期反复用力做肘部活动者，也易患此病，属于肘痛、痹证、伤筋等范畴。

（二）病因病机

网球肘由于外伤、劳损等血溢脉外，阻滞经络，使经气运行不通，或正气不足，气血不足，经脉失养所致。本病病位在经筋，主要是外上髁手阳明、少阳经筋，内上髁手少阴、太阳经筋等经筋受病，可为单纯经筋病，或经脉病，或络脉病，也可为筋骨病，多为经筋、经脉、络脉、骨同时涉及，表现为经筋、经脉、络脉、骨同病或共病。

（三）诊断

1. 病史

多见于劳动强度强大的青壮年工人，并有肘部急性损伤或腕关节的反复屈伸劳损病史。

2. 症状

肘关节肱骨外上髁部局限性的疼痛、持续性的酸痛，可向肩部或前臂放射，部分病例夜间疼痛明显，轻者不敢拧毛巾，不能端重物，严重者端水杯或扫地均引起疼痛。

3. 体征

肘部检查时发现肱骨外上髁、桡骨小头、环状韧带以及肱桡关节间隙处有明显的压痛，局部无明显肿胀，伸腕抗阻试验阳性。

黄帝内经刺骨疗法

4. X 线检查

早期多无明显异常，中期可出现肱骨外上髁密度增高，后期可见骨质吸收，甚至破坏。

（四）治疗

网球肘多为反复发作性病证，较轻者用其他刺法，顽固性难愈者刺骨疗效较好，多种刺骨法选择运用，肱骨内上髁炎以同样方法治疗。

1. 刺骨节

（1）部位

$C_4 \sim C_6$ 后关节、肘关节等。

（2）操作

颈椎后关节：局部针刺效果不好时选用，$C_4 \sim C_6$ 棘突下旁开 15 ～ 25mm 压痛处等用刺骨针、长针、微铍针、特制针刀等刺破后关节囊，上下摩骨，加强刺激，7 日 1 次。

肘关节：常规选用刺骨针、微铍针、特制针刀纵向垂直刺入关节囊，有突破感即可，5 日 1 次。

2. 刺骨膜

（1）部位

玉枕关、肱骨外上髁、肩胛骨、肱骨等压痛点，常规选用。

（2）操作

玉枕关：用刺骨针、微铍针、特制针刀等快速刺过皮肤，朝内上方纵行切割至骨，上下摩骨，5 日 1 次。

肱骨外上髁：肱骨外上髁压痛点用刺骨针、微铍针、特制针刀等垂直直刺至骨，上下摩骨，5 日 1 次。

肩胛骨、肱骨等压痛点：用刺骨针、微铍针、特制针刀等垂直直刺至骨，上下摩骨，5日1次。

3. 刺骨质

（1）部位

玉枕关、肱骨外上髁、肩胛骨、肱骨等及压痛点，适于针刺骨膜效果不好者。

（2）操作

玉枕关：用刺骨针、微铍针、特制针刀等快速刺过皮肤，朝内上方纵行直刺至骨，加压刺入骨内2～3mm，拔出有吸针感，5日1次。

肱骨外上髁：肱骨外上髁压痛最明显处用刺骨针、微铍针、特制针刀等垂直直刺至骨，加压刺入骨内2～3mm，拔出有吸针感，5日1次。

肩胛骨、肱骨：肩胛骨、肱骨等压痛点用刺骨针、微铍针、特制针刀等垂直直刺至骨，刺入骨内2～3mm，拔出有吸针感，5日1次。没有压痛等阳性反应者，不再选取。

四、腰肌劳损

（一）概述

腰肌劳损是指腰部肌肉长时间的、慢性的、积累性的损伤而引起的腰部疼痛、活动加重的病证。属腰痛、痹证范畴。

（二）病因病机

腰肌劳损由于急性外伤失治、慢性劳损、感受外邪等使血溢脉外，阻滞经络，使经络运行不通，或正气不足，经络空虚，经脉失养所致。本病病位在经络，主要是督脉、足太阳经等经络受病，可为单纯经脉病，或经筋病，或络脉病，久病及骨，可为经脉、经筋、络脉、骨同时涉及。

（三）诊断

1. 病史
腰骶部有劳损史，或暴力损伤史、受凉史。

2. 症状
腰痛，多为隐痛、酸痛、钝痛，时轻时重，反复发作、休息后减轻，劳累或天气变化时疼痛加重。

3. 体征
腰部活动可正常或受限，韧带、肌肉骨骼附着点处可有疼痛和压痛。

（四）治疗

腰肌劳损为临床常见病，一般用其他针刺方法效果欠佳者，才可刺骨，多有较好疗效。

1. 刺骨节
（1）部位

相应腰椎后关节。

（2）操作

常规运用，相应腰椎棘突下旁开 20～30mm 压痛处，用刺骨针、长针直刺至后关节囊，刺破关节囊，上下摩骨，加强刺激，7 日 1 次。

2. 刺骨膜

（1）部位

腰椎棘突、横突、髂脊缘等，常规选用。

（2）操作

腰椎棘突：正中腰椎压痛等阳性棘突处用刺骨针、微铍针、特制针刀等快速刺过皮肤，垂直刺至腰椎棘突，加压刺骨，上下摩骨，5日1次。

腰椎横突：椎间旁开40～50mm压痛处用刺骨针快速刺过皮肤，垂直刺至腰椎横突，上下摩骨，5日1次。

髂脊缘：髂脊缘压痛处用刺骨针快速刺过皮肤，垂直刺至髂脊缘，上下摩骨，针尖不离开骨面，不可针刺太深防止刺入盆腔伤及内脏，5日1次。

3. 刺骨质

（1）部位

腰椎棘突、尾闾关、横突等，用于针刺骨膜效果不好者。

（2）操作

腰椎棘突：正中腰椎压痛处等阳性棘突用刺骨针、微铍针、特制针刀等快速刺过皮肤，垂直刺至腰椎棘突，刺入骨内2～3mm，5日1次。

尾闾关：骶骨正中尾闾关用刺骨针、微铍针、特制针刀等快速刺过皮肤，垂直刺至骨，刺入骨内2～3mm，5日1次。

腰椎横突：椎间旁开40～50mm压痛处用刺骨针、微铍针、特制针刀等快速刺过皮肤，垂直刺至腰椎横突，刺入骨内，5日1次。

4. 刺骨络

（1）部位

尾闾关。

（2）操作

适于其他刺骨法效果欠佳的顽固性腰痛，尾闾关用刺骨针、微铍针、特制针刀等刺入骨内 5 ~ 10mm，拔出后有瘀血流出，加拔火罐，7 日 1 次。

五、腰椎间盘突出症

（一）概述

腰椎间盘突出症是因为腰椎间盘髓核、纤维环及软骨板等有不同程度的退行性改变，在外力等因素的作用下，椎间盘的纤维环破裂，髓核从破裂之处突出、脱出于后方、椎管内，导致脊神经根等遭受刺激、压迫，从而产生腰部疼痛，一侧下肢或双下肢麻木、疼痛等一系列临床症状。腰椎间盘突出症以腰4 ~ 5、腰 5 ~骶 1 发病率最高，约占 95%。属于腰痛、痹证等范畴。

（二）病因病机

腰椎间盘突出症由于外伤、劳损血溢脉外，阻滞经络，使经络运行不通，或卫外不固，外邪入侵，循经络侵袭于腰部经络，气血阻滞不通，或正气不足，经络空虚，经脉失养所致。本病病位在经络，主要是足太阳、少阳、少阴、厥阴、督脉等经络受病，但有所侧重，以足太阳经、督脉为主，可为单纯经脉病，或经筋病，或络脉病，甚至至骨，可为经脉、经筋、络脉、骨同时涉及，经脉、经筋、络脉、骨同病或共病。

（三）诊断

1. 西医诊断

青壮年多发，男性多于女性，常有腰部外伤史。

（1）腰痛

腰痛为腰间盘突出症最常见的症状，95% 以上患者都有这种症状，为突出椎间盘刺激外层纤维环、后纵韧带的窦椎神经所致，腰痛可出现在腿痛之前，与腿痛同时出现或腿痛之后，腰痛主要在下腰部或腰骶部，疼痛性质多为慢性钝痛，也可急性剧痛，腰痛活动加重，休息后可减轻。

（2）坐骨神经痛

80% 以上腰椎间盘突出症患者会出现坐骨神经痛，疼痛的性质常为麻痛、针刺样痛、烧灼样痛、刀割样痛，疼痛程度差别较大，疼痛多为一侧，极少数表现为双侧，疼痛多起于臀部，向下放射，少数可出现由下向上放射，疼痛可因咳嗽、打喷嚏、大便而加重，严重者病人采取各种体位以减轻痛苦，如屈腰、屈髋、屈膝等使椎管容积增大，坐骨神经因松弛而疼痛减轻。

腹股沟痛、大腿前内侧痛，高位腰椎间盘突出使 L_1、L_2、L_3 神经根受累而出现相应神经分布区腹股沟、大腿前内侧痛，下位腰椎间盘突出症由于刺激了交感神经也可引起下腹部、大腿前内侧、会阴部疼痛。

（3）间歇性跛行

患者行走一定距离后感腰腿部疼痛、麻木无力加重，无法

黄帝内经刺骨疗法

128

行走，取坐位或蹲位后，症状缓解或消失，可继续行走，为间歇性跛行。由于行走时椎管内受阻的静脉丛逐渐充血，加重了神经根的充血和受压程度，症状加重，坐位或蹲位容积扩大，静脉血流畅通，症状减轻，部分腰椎间盘突出症椎管狭窄可出现间歇性跛行。

（4）下肢麻木、发凉

部分腰椎间盘突出症患者可出现患肢麻木，且与神经分布区一致，为突出椎间盘压迫或刺激了神经根本体感觉和触觉纤维所致。也可出现患肢发凉，为突出的椎间盘组织刺激了椎旁的交感神经纤维或窦椎神经的交感神经纤维，反射性地引起了下肢血管收缩所致。

（5）下肢肌力减弱

腰间盘突出症压迫神经根严重或时间过久，可引起该神经根分布区域肌力减弱，甚则肌肉瘫痪等。

（6）马尾神经综合征

中央型或中央旁型腰椎间盘突出，巨大的突出物压迫平面以下马尾神经，出现马尾神经综合征，表现为肛门、尿道括约肌和性功能障碍，如会阴部麻木、便秘、排尿困难、二便失禁、阳痿等，也可见双侧严重坐骨神经痛。

（7）腰部畸形、活动受限、腰椎生理曲度变小或消失

为减轻突出髓核压迫神经，椎间隙后方张力、后纵韧带张力增加，是突出髓核部分回纳所致。腰椎侧弯，为骶棘肌痉挛，限制腰部活动，以减轻受压迫神经根的张力所致。腰椎活动受限，各方向活动都会受到不同程度的限制。

（8）压痛

腰椎间盘突出症并发神经根炎，出现椎旁 2 ～ 3cm 处压痛，棘突间、棘突上压痛和叩击痛，并可见沿神经走行向下肢放射痛。臀部及下肢后侧、外侧、内侧也可出现压痛。

（9）步态变化

突出症状较重时可出现拘谨姿态，前倾或跛行，常以双手扶腰，需扶拐或他人扶持才可行走。

（10）下肢肌肉萎缩

突出椎间盘压迫神经根，患肢不敢用力，引起下肢不同程度的肌力减弱，肌肉萎缩，甚至踝关节、拇趾失去背屈能力。

（11）神经功能障碍

感觉神经障碍可出现下肢麻木、感觉减退，为腰椎间盘突出压迫神经所致，对间盘突出定位有一定诊断意义。运动神经障碍，可出现肌力减弱，但对定位意义不大，因肌神经受多个神经根支配。反射功能障碍，腱反射减弱或消失，如 L_3 ～ L_4 椎间盘突出，膝反射减弱，L_5 ～ S_1 椎间盘突出，跟腱反射减弱或消失。

（12）特殊检查

直腿抬高试验阳性、仰卧挺腹试验阳性、屈颈试验阳性、股神经牵拉试验阳性。

（13）影像学检查

X 线片示腰椎生理曲度变直、侧弯、间隙变窄、双侧不等宽、椎间孔变小、骨质增生。CT 示腰椎间盘膨出、突出或脱出、神经根或硬膜囊受压、移位、腰椎管狭窄、黄韧带肥厚、侧隐窝狭窄等。MRI 示硬膜囊、脊髓、神经根受压等。

2. 辨证分经

腰椎间盘突出症症状多在腰部、臀部、下肢，为督脉、足三阳经、足三阴经的循行范围，根据症状辨别经络分类可提高治疗效果。

（1）督脉病

腰背疼痛、僵硬、屈伸不利，腹肌紧张，腰部正中压痛等。

（2）足太阳经病

腰、臀后部、患肢后侧疼痛，也可向患侧下肢、脚放射，患肢麻木无力，腰、臀后部、下肢后侧压痛，活动受限或不利，严重者不敢活动。

（3）足少阳经病

腰痛，臀部疼痛，大腿外侧中线、小腿外侧疼痛，腰部可有歪斜，活动加重，小腿外侧麻木无力，腰部、患肢外侧正中压痛。

（4）足阳明胃经病

腰痛，臀部痛，大腿外侧、小腿前外侧疼痛、麻木，腰部、臀外侧、患肢前外侧压痛，活动不灵。

（5）足少阴肾经病

腰痛，腹股沟内侧疼痛，小腿内侧后缘疼痛、麻木，腰部压痛，活动不利或受限，小腿内侧压痛。

（6）足厥阴肝经病

腰痛，活动时加重，腹股沟处疼痛，患肢内侧中线疼痛、麻木、压痛，痛重者不敢活动。

（四）治疗

刺骨针法可治疗久病或较重腰椎间盘突出症，或其他疗法效果欠佳者，多种刺骨方法可选择交替运用，部位较多者，分组针刺。刺骨节是常规针刺方法，刺骨膜适于相对较轻者，刺骨质、骨络适于相对较重者，急性疼痛较重者卧床休息，治愈后加强功能锻炼，以防复发。

1. 刺骨节

（1）部位

相应腰椎后关节，阳性骶髂关节、踝关节等。

（2）操作

腰椎后关节：常规运用，相关腰椎棘突下旁开 20 ～ 30mm 压痛处，用刺骨针、长针直刺至后关节囊，刺破关节囊，上下摩骨，加强刺激，7 日 1 次。

骶髂关节：脊柱侧弯者运用，患侧髂后上棘内 5mm 处为进针点，刺骨针朝外 80° 刺入，刺破骶髂关节囊，顺关节间隙延伸，调节关节间隙，7 日 1 次。

踝关节：下肢外侧有症状者运用，踝关节前下压痛点为进针点，用刺骨针、微铍针、特制针刀等刺入，刺破踝关节囊，朝胫、腓骨非关节面上下摩骨，加强刺激，7 日 1 次。

2. 刺骨膜

（1）部位

玉枕关、尾闾关、夹脊关，阳性腰椎棘突、髂后上棘、大转子、环跳、股骨、腓骨等，常规分组运用。

（2）操作

玉枕关：在玉枕关用刺骨针、微铍针、特制针刀等快速刺过皮肤，朝内上方刺骨，上下摩骨，5日1次。

尾闾关：尾闾关骶骨正中部用刺骨针、微铍针、特制针刀等快速刺过皮肤，垂直刺至骶骨，上下摩骨，5日1次。

夹脊关：夹脊关压痛棘突处用刺骨针、微铍针、特制针刀等快速刺过皮肤，垂直刺骨，上下摩骨，5日1次。

腰椎棘突：腰椎压痛棘突处用刺骨针、微铍针、特制针刀等快速刺过皮肤，垂直刺至腰椎棘突，上下摩骨，5日1次。

髂后上棘：髂后上棘压痛处用刺骨针、微铍针、特制针刀等快速刺过皮肤，垂直刺至髂后上棘，上下摩骨，5日1次。

大转子：股骨大转子压痛处用刺骨针、微铍针、特制针刀等快速刺过皮肤，垂直刺至大转子，上下摩骨，5日1次。

股骨：股骨后压痛处用刺骨针、微铍针、特制针刀等快速刺过皮肤，垂直刺至股骨，上下摩骨，5日1次。

腓骨：腓骨外侧压痛点用刺骨针、微铍针、特制针刀等快速刺过皮肤，垂直刺至腓骨，上下摩骨，5日1次。

环跳：压痛环跳穴用刺骨针快速刺过皮肤，垂直刺至髂骨，上下摩骨，注意不要产生触电感，5日1次。

3. 刺骨质

（1）部位

玉枕关、尾闾关、夹脊关、股骨、胫骨、腰椎棘突、髂后上棘、大转子、环跳、阳性腧穴、压痛点等，针刺骨膜效果不好者运用。

（2）操作

玉枕关：用刺骨针、微铍针、特制针刀等快速刺过皮肤，朝内上方刺骨，刺入骨内 2～3mm，拔出有吸针感，5 日 1 次。

尾闾关：用刺骨针、微铍针、特制针刀等快速刺过皮肤，垂直刺至骶骨，刺入骨内 2～3mm，拔出有吸针感，5 日 1 次。

夹脊关：夹脊关压痛棘突处用刺骨针、微铍针、特制针刀等快速刺过皮肤，垂直刺骨，刺入骨内 2～3mm，拔出有吸针感，5 日 1 次。

腰椎棘突：腰椎压痛棘突处用刺骨针、微铍针、特制针刀等快速刺过皮肤，垂直刺至腰椎棘突，刺入骨内 2～3mm，拔出有吸针感，5 日 1 次。

髂后上棘：髂后上棘压痛处用刺骨针、微铍针、特制针刀等快速刺过皮肤，垂直刺至髂后上棘，刺入骨内 2～3mm，拔出有吸针感，5 日 1 次。

大转子：股骨大转子压痛处用刺骨针、微铍针、特制针刀等快速刺过皮肤，垂直刺至大转子，刺入骨内 2～3mm，拔出有吸针感，5 日 1 次。

股骨：股骨后压痛点用刺骨针快速刺过皮肤，垂直刺至股骨，刺入骨内 2～3mm，拔出有吸针感，5 日 1 次。

腓骨：腓骨外侧压痛点用刺骨针、微铍针、特制针刀等快速刺过皮肤，垂直刺至腓骨，刺入骨内 2～3mm，拔出有吸针感，5 日 1 次。

环跳：用刺骨针、长针等快速刺过皮肤，垂直刺至髂骨，刺入骨内，注意不要产生触电感，刺伤坐骨神经，5 日 1 次。

阳性腧穴、压痛点：足三阴三阳经阳性腧穴、压痛点，多为足太阳经、少阳经，用刺骨针、微铍针、特制针刀等垂直刺骨，刺入骨内即可，拔出可有吸针感，5 日 1 次。

4. 刺骨络

（1）部位

尾闾关。

（2）操作

用于腰椎间盘突出症较重、较久患者，尾闾关骶骨正中用刺骨针、微铍针、特制针刀等刺入骨内 5 ～ 10mm，拔出后有瘀血流出，加拔火罐，7 日 1 次。

六、腰椎管狭窄症

（一）概述

腰椎管狭窄症，全称腰椎椎管狭窄综合征，是指各种原因引起腰椎椎管各径线缩短，压迫硬膜囊、脊髓或神经根，从而导致相应神经功能障碍的一类疾病，静止或休息时常无症状，站立、行走一段距离后出现下肢疼痛、麻木、无力等症状，蹲下或坐下休息缓解后，方能继续行走，随病情加重，行走的距离越来越短，需休息的时间越来越长。多发于 40 岁以上的中老年人，属于腰痛、痹证范畴。

（二）病因病机

腰椎管狭窄是由于外伤、劳损血溢脉外，阻滞经络，使经络运行不通，或正气不足，经络空虚，经脉失养导致。本病病位在经络、筋骨，涉及足太阳、少阳、少阴、厥阴、督脉等经络受病，以足太阳经、督脉为主，多为经脉、经筋、络脉、筋骨同时涉及，经脉、经筋、络脉、筋骨同病、共病，以筋骨为主，络脉影响最小。

（三）诊断

多为中老年人，男性多于女性，多见于 $L_5 \sim S_1$ 之间，偶尔发生于 $L_4 \sim L_5$。

1. 腰痛及腰腿痛

大多数患者都有腰痛的病史，进而发展为从臀部向下肢的放射痛，站立、行走或活动后症状加重，而坐位、腰椎前屈或蹲位时症状有缓解。

2. 间歇性跛行

病人步行一段距离后，下肢出现逐渐加重的沉重、腰酸、腿痛、下肢麻木、乏力，以致被迫改变姿势或停止行走，稍弯腰休息或蹲坐数分钟后症状缓解；再走一段距离后又出现相似症状，不得不重复休息后再走，行走距离越来越短，而休息时间越来越长。本症对本病的诊断具有重要意义。

3. 神经体征

直腿抬高试验少数为阳性。

4. 影像检查

X 线片：正位常显示腰椎轻度侧弯，关节突间和关节间距离变小，有退行性改变。侧位片显示椎管中央矢状径变小，小于 15mm 就说明有狭窄的可能。脊髓造影正位片如出现有条纹状或须根状阴影，表示马尾神经根有受压现象，或全梗阻，如影柱呈节段性狭窄或中断，表示为多发性或全梗阻。

CT、MRI 检查：硬膜囊和骨性椎二者大小比例改变，硬膜囊和神经根受压，硬膜外脂肪消失或减少，关节突肥大使侧隐窝和椎管变窄，三叶状椎管，弓间韧带、后纵韧带肥厚等。

（四）治疗

腰椎管狭窄症为临床疑难病证，多难治愈，是刺骨疗法优势病种，选择性运用刺骨针法治疗腰椎管狭窄疗效肯定，为常规刺法，多可避免手术，部位较多者，可分组针刺，各种刺法交替运用，压痛等阳性反应越明显效果越好，没有压痛等阳性反应，效果多不理想。

1. 刺骨节

（1）部位

相应腰椎后关节、阳性骶髂关节、踝关节等。

（2）操作

腰椎后关节：常规运用，相应腰椎棘突下旁开 20～30mm 压痛点，用刺骨针、长针直刺至后关节囊，刺破关节囊，上下摩骨，加强刺激，7 日 1 次。

骶髂关节：常规运用，患侧髂后上棘内 5mm 处为进针点，刺骨针朝外 80° 刺入，刺破骶髂关节囊，顺关节间隙延伸，调节关节间隙，7 日 1 次。

踝关节：踝关节前下、后压痛处等阳性反应点为进针点，刺骨针刺入，刺破踝关节囊，朝胫腓骨非关节面上下摩骨，加强刺激，7 日 1 次。

2. 刺骨膜

（1）部位

玉枕关、尾闾关、夹脊关、阳性腰椎棘突、髂后上棘、大转子、环跳、股骨、腓骨等，常规运用。

（2）操作

玉枕关：用刺骨针、微铍针、特制针刀等快速刺过皮肤，朝内上方刺骨，上下摩骨，5日1次。

尾闾关：用刺骨针、微铍针、特制针刀等快速刺过皮肤，垂直刺至骶骨，上下摩骨，5日1次。

夹脊关：夹脊关压痛棘突处用刺骨针、微铍针、特制针刀等快速刺过皮肤，垂直刺骨，上下摩骨，5日1次。

腰椎棘突：腰椎压痛棘突处用刺骨针、微铍针、特制针刀等快速刺过皮肤，垂直刺至腰椎棘突，上下摩骨，5日1次。

髂后上棘：髂后上棘压痛点用刺骨针、微铍针、特制针刀等快速刺过皮肤，垂直刺至髂后上棘，上下摩骨，5日1次。

大转子：股骨大转子压痛点用刺骨针、微铍针、特制针刀等快速刺过皮肤，垂直刺至大转子，上下摩骨，5日1次。

股骨：股骨后压痛点用刺骨针快速刺过皮肤，垂直刺至股骨，上下摩骨，5日1次。

腓骨：腓骨外侧压痛点用刺骨针、微铍针、特制针刀等快速刺过皮肤，垂直刺至腓骨，上下摩骨，5日1次。

环跳：环跳穴压痛处用刺骨针快速刺过皮肤，垂直刺至髂骨，上下摩骨，注意不要产生触电感，刺伤坐骨神经，5日1次。

3. 刺骨质

（1）部位

玉枕关、尾闾关、夹脊关、股骨、胫骨、腰椎棘突、髂后上棘、大转子、环跳、阳性腧穴、压痛点等。

（2）操作

玉枕关：用刺骨针、微铍针、特制针刀等快速刺过皮肤，朝内上方刺骨，刺入骨内 2～3mm，拔出有吸针感，5 日 1 次。

尾闾关：用刺骨针、微铍针、特制针刀等快速刺过皮肤，垂直刺至骶骨，刺入骨内 2～3mm，拔出有吸针感，5 日 1 次。

夹脊关：夹脊关压痛棘突处用刺骨针、微铍针、特制针刀等快速刺过皮肤，垂直刺骨，刺入骨内 2～3mm，拔出有吸针感，5 日 1 次。

腰椎棘突：腰椎棘突压痛处用刺骨针、微铍针、特制针刀等快速刺过皮肤，垂直刺至腰椎棘突，刺入骨内 2～3mm，拔出有吸针感，5 日 1 次。

髂后上棘：髂后上棘压痛点用刺骨针、微铍针、特制针刀等快速刺过皮肤，垂直刺至髂后上棘，刺入骨内 2～3mm，拔出有吸针感，5 日 1 次。

大转子：股骨大转子压痛点用刺骨针、微铍针、特制针刀等快速刺过皮肤，垂直刺至大转子，刺入骨内 2～3mm，拔出有吸针感，5 日 1 次。

股骨：股骨后压痛点用刺骨针快速刺过皮肤，垂直刺至股骨，刺入骨内 2～3mm，拔出有吸针感，5 日 1 次。

腓骨：腓骨外侧压痛点用刺骨针、微铍针、特制针刀等快速刺过皮肤，垂直刺至腓骨，刺入骨内 2～3mm，拔出有吸针感，5 日 1 次。

环跳：环跳穴压痛处用刺骨针、长针等快速刺过皮肤，垂直刺至髂骨，刺入骨内，注意不要产生触电感，刺伤坐骨神经，5 日 1 次。

阳性腧穴、压痛点：腰、下肢手太阳经、足少阳经阳性腧穴、压痛点用刺骨针、微铍针、特制针刀等垂直刺骨，刺入骨内即可，拔出可有吸针感，5 日 1 次。

4. 刺骨络

（1）部位

尾闾关。

（2）操作

为腰椎管狭窄症常规刺骨方法，尾闾关用刺骨针、微铍针、特制针刀等刺入骨内 5～10mm，拔出后有瘀血流出，加拔火罐，7 日 1 次。

七、第 3 腰椎横突综合征

（一）概述

第 3 腰椎横突综合征是以第 3 腰椎横突部疼痛为特征的慢性腰痛。多见于体型瘦长的青年人。

（二）病因病机

第 3 腰椎横突综合征由于外伤、劳损血溢脉外，阻滞经络，使经络运行不通，或正气不足，经络空虚，卫外不固，外邪入侵，循经络侵袭于腰部经络，气血阻滞，经脉失养所致。本病病位在经脉、经筋，主要是足太阳、少阳等经络受病，但有所侧重，以足太阳经为主，可为单纯经脉病，或经筋病，久病、重证及骨，可为经脉、经筋、骨同病、共病，有时涉及络脉。

（三）诊断

1. 病史

腰部有外伤史和劳损史。

2. 症状

腰部酸痛或钝痛，多数为单侧，少数为双侧。以腰部慢性间歇性的酸痛乏力为主，部位较广泛，疼痛可达臀部及大腿前方。

3. 检查

第 3 腰椎横突外缘，相当于第 3 腰椎棘突旁 4cm 处有明显压痛，并可触及条索状或结节状物，有弹响感。

X 线平片可见第 3 腰椎横突较长。

（四）治疗

对于第 3 腰椎横突综合征，刺骨疗法不作为常规疗法，重证、顽固者需要刺骨时，多用较轻刺骨方法。

1. 刺骨节

（1）部位

L_2、L_3 后关节。

（2）操作

常规运用，L_2、L_3棘突下旁开 20～30mm 压痛点，用刺骨针、长针直刺至后关节囊，刺破关节囊，加强刺激，7 日1 次。

2. 刺骨膜

（1）部位

L_2、L_3棘突、L_3横突等，常规运用。

（2）操作

L_2、L_3棘突：L_2、L_3棘突压痛点用刺骨针快速刺过皮肤，垂直刺至 L_2、L_3棘突，加压刺骨，上下摩骨，5 日1 次。

L_3横突：L_3椎间旁开 40～50mm 压痛点用刺骨针快速刺过皮肤，垂直刺至腰椎横突，上下摩骨，5 日1 次。

3. 刺骨质

（1）部位

L_2、L_3棘突、尾闾关、L_3横突等，针刺骨膜效果不好者运用。

（2）操作

L_2、L_3棘突：L_2、L_3棘突压痛点用刺骨针快速刺过皮肤，垂直刺至 L_2、L_3棘突，刺入骨内 2～3mm，5 日1 次。

尾闾关：骶骨正中用刺骨针快速刺过皮肤，垂直刺至骨，刺入骨内 2～3mm，5 日1 次。

L_3横突：L_3椎间旁开 40～50mm 压痛点用刺骨针快速刺过皮肤，垂直刺至腰椎横突，加压刺激，5 日1 次。

4. 刺骨络

（1）部位

尾闾关。

（2）操作

极个别严重者运用，尾闾关用刺骨针、微铍针、特制针刀等刺入骨内 5 ～ 10mm，拔出后有瘀血流出，加拔火罐，7 日 1 次。

八、股骨头缺血坏死症

（一）概述

股骨头缺血性坏死症，又名股骨头无菌性坏死，主要病变是股骨头骨骺坏死，死骨吸收后为肉芽组织所代替，最后股骨头失去其原有的密度而塌陷成扁平畸形，韧带中心之血管多呈闭锁不通的病理变化，出现髋部及周围疼痛、僵硬、活动受限的病证，当属骨蚀、骨痿、骨痹等范畴。

（二）病因病机

股骨头缺血坏死症由于外伤、劳损、饮酒、过用激素等阻滞经络，使经络运行不通，或正气不足，经络空虚，经脉、筋骨失养所致。本病病位在经络，涉及足三阳经、足三阴经等经络，早期可为单纯经脉病，或经筋病，或络脉病，骨改变不明显，中后期以骨表现为主，骨表现为股骨头、髋臼的瘀滞和股骨头的骨蚀骨痿，同时也有经脉、经筋、络脉的改变，多为经脉、经筋、络脉、骨同时涉及，出现经脉、经筋、络脉、骨同病、共病。

（三）诊断

1. 西医诊断

（1）病史

髋部有明显外伤史。有激素类药物使用史。有长期酗酒史。有遗传、发育、代谢等病史。

（2）症状

疼痛：髋部周围疼痛，可为间歇性或持续性，早期疼痛开始为隐痛、钝痛、间歇痛，活动增多疼痛加重，休息可以缓解或减轻，疼痛逐渐加重呈持续性，疼痛多为针刺样、钝痛或酸痛不适等，常向腹股沟区、大腿内侧、臀后侧、膝内侧放射，并有该区麻木感，有的以膝痛为主要症状。晚期股骨头塌陷、碎裂、变形，有的可造成髋关节半脱位，此时的疼痛与髋关节活动、负重有直接关系。活动时关节内因骨性摩擦而疼痛，静止时头臼之间不发生摩擦，疼痛不明显。即行走、活动疼痛加重，动则痛，静则痛止或减轻。

压痛：腹股沟、股骨大转子上、大转子内上、大转子下局部深压痛，内收肌起止点压痛。

关节僵硬与活动受限：患髋关节屈伸不利、下蹲困难、不能久站、行走鸭子步，早期症状为外展、外旋活动受限明显。

跛行：为进行性短缩性跛行，由于髋痛及股骨头塌陷，或晚期出现髋关节半脱位所致，早期往往出现短缩性跛行，儿童患者则更为明显。

（3）体征

患肢外展、外旋或内旋活动受限，缩短，肌肉萎缩，可有半脱位体征。

4 字实验（＋）：患肢屈髋膝，与对侧大腿成"4"字，骶髋关节疼痛为（＋）。

托马斯征（＋）：又称髋关节屈曲挛缩试验，患者取仰卧位，充分屈曲健侧髋膝使大腿贴近腹壁，并使腰部贴于床面，若患肢自动抬高屈膝离开床面或迫使患肢与床面接触则腰部前凸时，称托马斯征阳性。

艾利斯征（＋）：仰卧屈膝，两膝不等高为（＋）。

（4）影像检查

X 线表现：骨纹理细小或中断，股骨头囊肿、硬化、扁平或塌陷。

CT 较 X 线片可以在更早期发现微小的病灶和鉴别是否有骨塌陷存在及其延伸的范围，初级压力骨小梁和初级张力骨小梁的内侧部分相结合形成一个明显的骨密度增强区，在轴位像上呈现为放射状的影像，称之为星状征，是早期骨坏死的诊断依据。晚期轴位 CT 扫描中可见中间或边缘有局限的环形的密度减低区。

磁共振成像（MRI）是一种有效的非创伤性的早期诊断方法，它对骨坏死有明显的敏感性和特异性，较 CT 更能在早期发现病变，能区分正常的、坏死的骨质和骨髓，以及修复区带，T1 和 T2 加权像中坏死的骨质与骨髓都有高信号强度，而关节软骨下骨质表现为黑暗的条纹，形成有波状或锯齿状图形。

2. 辨证分经

股骨头缺血坏死症症状多在髋部、臀部、大腿，为足三阳经、足三阴经的循行范围，根据疼痛、压痛部位等而辨别经络分类可提高治疗效果。

（1）足太阴经病

髋痛，腹股沟外侧疼痛，髋部、腹股沟外侧压痛，活动不利或受限，大腿内侧前缘压痛。

（2）足厥阴肝经病

髋痛，活动时加重，腹股沟处疼痛，患肢内侧中线疼痛、压痛，收肌结节前部压痛，痛重者不敢活动。

（3）足少阴肾经病

髋痛，腹股沟内侧疼痛，髋部压痛，活动不利或受限，大腿内侧后缘、收肌结节后部压痛。

（4）足阳明胃经病

髋痛，臀部痛，大腿前外侧、髋部、臀外侧、患肢前外侧压痛，活动不灵。

（5）足少阳经病

髋痛，臀部疼痛，大腿外侧中线大转子下疼痛，股骨大转子上、内上、下、大腿外侧压痛。

（6）足太阳经病

髋、臀后部、大腿后侧疼痛，髋、臀后部、大腿后侧压痛，活动受限或不利。

（四）治疗

股骨头缺血坏死症为临床疑难病证，应用多种刺骨疗法治

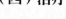

疗越早效果越好，晚期也有一定疗效，能缓解疼痛，改善功能，部分坚持治疗者可达到临床治愈，针刺部位较多者，可分组针刺，刺骨疗法在刺骨的同时，对其他软组织也有治疗作用，也可配合其他软组织的针刺，刺骨疗法可与其他刺法交替进行，针刺时间要长，要坚持治疗，平时要忌酒、少负重。

1. 刺骨节

（1）部位

相应腰椎后关节，阳性骶髂关节、髋关节、踝关节等。

（2）操作

腰椎后关节：常规运用，相应腰椎棘突下旁开 20～30mm 压痛点，用刺骨针、长针直刺至后关节囊，刺破关节囊，上下摩骨，加强刺激，7 日 1 次。

骶髂关节：常规运用，患侧髂后上棘内 5mm 处为进针点，刺骨针朝外 80° 刺入，刺破骶髂关节囊，顺关节间隙延伸，调节关节间隙，对于早期缓解疼痛、恢复期增加髋关节活动度具有明显疗效，7 日 1 次。

髋关节：常规运用，腹股沟压痛点用刺骨针穿过关节囊直刺至骨，疏通关节囊，上下摩骨。可以在股骨大转子内上处刺骨针刺入关节囊，疏通关节囊，释放压力，7 日 1 次。

踝关节：涉及小腿疼痛者偶尔运用，踝关节前下压痛点为进针点，用刺骨针、微铍针、特制针刀等刺入，刺破踝关节囊，朝胫腓骨非关节面上下摩骨，加强刺激，7 日 1 次。

2. 刺骨膜

（1）部位

玉枕关、尾闾关、夹脊关，有阳性反应点的腰椎棘突、髂后上棘、大转子、环跳、股骨等，常规运用。

（2）操作

玉枕关：用刺骨针、微铍针、特制针刀等快速刺过皮肤，朝内上方刺骨，上下摩骨，5日1次。

尾闾关：用刺骨针、微铍针、特制针刀等快速刺过皮肤，垂直刺至骶骨，上下摩骨，5日1次。

夹脊关：用刺骨针、微铍针、特制针刀等快速刺过皮肤，垂直刺骨，上下摩骨，5日1次。

腰椎棘突：腰椎棘突压痛点用刺骨针、微铍针、特制针刀等快速刺过皮肤，垂直刺至腰椎棘突，上下摩骨，5日1次。

髂后上棘：髂后上棘用刺骨针、微铍针、特制针刀等快速刺过皮肤，垂直刺至髂后上棘，上下摩骨，5日1次。

大转子：股骨大转子压痛点用刺骨针、微铍针、特制针刀等快速刺过皮肤，垂直刺至大转子，上下摩骨，5日1次。

环跳：环跳穴压痛处用刺骨针、长针快速刺过皮肤，垂直刺至髂骨，上下摩骨，注意不要产生触电感，刺伤坐骨神经，5日1次。

股骨：股骨后压痛点用刺骨针快速刺过皮肤，垂直刺至股骨，上下摩骨，5日1次。

3. 刺骨质

（1）部位

玉枕关、尾闾关、夹脊关、腰椎棘突、髂后上棘、大转子、股骨、阳性腧穴、压痛点等，常规运用。

（2）操作

玉枕关：用刺骨针、微铍针、特制针刀等快速刺过皮肤，

朝内上方刺骨，刺入骨内 2 ～ 3mm，拔出有吸针感，5 日 1 次。

尾闾关：用刺骨针、微铍针、特制针刀等快速刺过皮肤，垂直刺至骶骨，刺入骨内 2 ～ 3mm，拔出有吸针感，5 日 1 次。

夹脊关：用刺骨针、微铍针、特制针刀等快速刺过皮肤，垂直刺骨，刺入骨内 2 ～ 3mm，拔出有吸针感，5 日 1 次。

腰椎棘突：腰椎棘突压痛点用刺骨针、微铍针、特制针刀等快速刺过皮肤，垂直刺至阳性腰椎棘突，刺入骨内 2 ～ 3mm，拔出有吸针感，5 日 1 次。

髂后上棘：髂后上棘用刺骨针、微铍针、特制针刀等快速刺过皮肤，垂直刺至髂后上棘，刺入骨内 2 ～ 3mm，拔出有吸针感，5 日 1 次。

大转子：股骨大转子压痛点用刺骨针、微铍针、特制针刀等快速刺过皮肤，垂直刺至大转子，刺入骨内 2 ～ 3mm，拔出有吸针感，5 日 1 次。

股骨：股骨后压痛点用刺骨针快速刺过皮肤，垂直刺至股骨，刺入骨内 2 ～ 3mm，5 日 1 次。

阳性腧穴、压痛点：足三阴经、足三阳经阳性腧穴、压痛点用刺骨针、微铍针、特制针刀等快速刺过皮肤，垂直刺至骨，刺入骨内 2 ～ 3mm，拔出有吸针感，5 日 1 次。

4. 刺骨络

（1）部位

股骨大转子、尾闾关。

（2）操作

适于其他刺骨法效果欠佳者。

股骨大转子：开始必用，侧卧位股骨大转子用刺骨针等直刺至骨，加压刺入骨内 5 ～ 10mm，拔出后有较多瘀血流出，加拔火罐，7 日 1 次，1 ～ 2 次即可。

尾闾关：用刺骨针、微铍针、特制针刀等刺入骨内约 5mm，拔出后有吸针感并有瘀血流出，加拔火罐，7 日 1 次，1 ～ 2 次即可。

九、膝关节骨性关节炎

（一）概述

膝关节骨性关节炎也称增生性膝关节炎，又叫退行性膝关节炎，是一种以关节软骨面改变为主要表现的退行性变和继发性的骨质增生而导致膝关节疼痛、活动加重等的慢性膝关节疾病，属于痹证等范畴，为中老年常见病、多发病。

（二）病因病机

增生性膝关节炎由于外伤、劳损、受凉等阻滞经络，使经络运行不通，或正气不足，经络空虚，经脉、筋骨失养所致。本病病位在经络，涉及足三阳经、足三阴经等经络，以足太阴经、足阳明经为主，可为单纯经脉病，或经筋病，或络脉病，为增生性膝关节炎的早期表现，中后期以骨表现为主，骨表现为膝关节各骨的结构发生变化、髌骨和胫骨头的骨质增生，同时也有经脉、经筋、络脉的异常表现，多为经脉、经筋、络脉、骨同时涉及，表现为经脉、经筋、络脉、骨同病、共病。

（三）诊断

1. 西医诊断

膝关节骨性关节炎为中老年常见病，女性多于男性，肥胖者、重体力劳动者多发。

（1）膝痛

膝痛为膝关节骨性关节炎最常见的就诊症状，疼痛可轻可重，轻者仅有点酸楚不适，也可出现酸痛，重者可因疼痛而影响睡眠，甚至彻夜难眠，可呈酸痛、冷痛、胀痛、刺痛、跳痛等，极少数也可出现热痛。初活动时疼痛，上下楼加重，下蹲更为明显，疼痛多在阴雨天或受凉时加重，疼痛部位多位于髌下、髌骨内侧等。

（2）压痛

膝关节骨性关节炎皆有压痛，甚至没有出现疼痛或疼痛不明显时也可出现压痛，压痛多位于髌骨内下、髌下、髌内，也可位于髌骨外下、髌上、外上等，较重者可位于膝内侧关节间隙、腘窝，压痛可以较轻，也可疼痛较重、拒按。髌骨活动时或有摩擦感时压痛较为明显。

（3）肿胀

膝关节骨性关节炎多没有肿胀，尤其是症状较轻者，或者初期，较重者或者后期由于滑膜炎症增生、肿胀，产生积液，引起关节肿胀，也可由于髌下脂肪的炎症而出现肿胀。肿胀可出现在局部，如在髌骨内下，也可整个膝关节肿胀，肿胀可以较轻，也可比较明显，甚至按压有波动感。

（4）变形

膝关节骨性关节炎较轻者多没有变形，年老、后期可出现变形，关节呈"O"型腿、"K"型腿等，以"O"型腿多见。滑囊有炎症，可出现肿胀变形，股四头肌萎缩可出现萎缩变形。膝关节由于屈伸活动受限会出现走路变形或呈跛行。

（5）功能障碍

膝关节骨性关节炎时间较长者可出现下蹲困难，或不能下蹲，较重者可因疼痛而不敢行走、上下楼，髌骨活动范围变小，膝关节屈伸受限。

（6）摩擦感

膝关节骨性关节炎患者活动髌骨时，可出现髌骨与股骨髁的摩擦感，并发出摩擦音。屈伸膝关节时出现，伸直下肢髌骨在股骨上活动时也可出现。

（7）活动弹响

膝关节骨性关节炎活动可有弹响声，弹响声可出现在早期疼痛不明显者，也可出现在后期疼痛较重者，响声出现在膝关节屈伸活动中。

（8）晨僵

晨起后开始活动、长时间行走、剧烈运动或久坐起立开始走时膝关节疼痛僵硬，稍活动后好转，膝关节骨性关节炎晨僵一般不超过半小时。

（9）髌骨研磨试验、浮髌试验

髌骨研磨试验阳性。浮髌试验多阴性，有关节积液者阳性。

黄帝内经刺骨疗法

（10）特殊检查

血尿常规一般都在正常范围。关节滑液检查可见白细胞增多，偶尔见红细胞，血沉正常，抗"O"及类风湿因子阴性，关节液为非炎性。

（11）影像检查

X线片示关节间隙有不均匀的狭窄，内侧狭窄多较明显，髁间嵴变尖、髌骨后缘和外侧缘增生形成骨刺，上下两极增生较重，关节边缘骨赘逐渐增大，皮质下骨质囊性变，较重者可出现内、外翻畸形等。

膝关节MRI能显示骨性关节炎的关节软骨、半月板、韧带、滑膜、游离体及骨质的改变。

2. 辨证分经

膝关节骨性关节炎症状在下肢膝关节及其附近，为足三阳经、足三阴经的循行范围，根据症状而辨别经络分类可提高治疗效果。

（1）足太阴经病

膝内侧偏前疼痛、肿胀，压痛明显，疼痛较重者可上下牵扯，影响功能活动，此处多为膝关节骨性关节炎最初发病部位，也多为发病过程中膝部疼痛最重或较重部位，也是涉及上下范围最广者，膝关节变形也多从此处开始。

（2）足厥阴经病

膝内侧偏后疼痛，活动时加重，腹股沟处疼痛，痛重者不敢活动。

（3）足少阴经病

膝关节内后侧疼痛、压痛，可有肿胀，活动不利或受限，可牵扯小腿内侧后缘疼痛。

（4）足阳明经病

膝部外侧前缘疼痛，髌骨外下缘、外缘、外上缘压痛，局部可有肿胀，活动不灵，可上下牵扯。

（5）足太阳经病

患膝后侧疼痛，也可向患侧下肢牵扯，膝后侧压痛，活动受限或不利，下蹲困难或不能下蹲，严重者不敢活动。

（6）足少阳经病

膝部外侧中线疼痛，局部也可有压痛，为足三阳经较少发病者。

临床上，早期可为一经病，中、后期多为一经为主，二经或多经并病，足三阴经发病多于足三阳经，故内侧较外侧多且重，足三阴经病以足太阴经病为多为重，足三阳经病以足阳明经病为多。

（四）治疗

膝关节骨性关节炎虽然为骨病，但较轻者用其他较轻刺法治疗即可治愈，较重者多种刺骨方法选择运用，或交替运用，早期较易治愈，久病患者关节软骨损伤较重、关节变形。对关节变形者用刺骨疗法可缓解症状，有一定疗效，多可免除手术之苦，要加强膝部的等张锻炼。

1. 刺骨节

（1）部位

膝关节、相关腰椎后关节、有阳性反应的骶髂关节、踝关节等。

（2）操作

膝关节：常规运用，髌骨周缘压痛等阳性反应点进针，以髌骨内下、外下为主，用刺骨针、微铍针、针刀等斜刺、直刺皮关节囊，疏通关节即可，5日1次。

腰椎后关节：病情较重者运用，相应腰椎棘突下旁开20～30mm压痛点，用刺骨针、长针直刺至后关节囊，刺破关节囊，上下摩骨，加强刺激，7日1次。

骶髂关节：膝关节变形者运用，患侧髂后上棘内5mm处为进针点，刺骨针朝外80°刺入，刺破骶髂关节囊，顺关节间隙延伸，调节关节间隙，7日1次。

踝关节：病位涉及小腿者运用，踝关节进针点选择与膝关节内外翻相反，即膝内翻选外踝，膝外翻选内踝，踝关节前下、内下为进针点，刺骨针刺入，刺破踝关节囊，朝上上下摩骨，调节力平衡，5日1次。

2. 刺骨膜

（1）部位

髌骨、胫骨、股骨、腓骨，配合玉枕关、尾闾关、夹脊关、阳性腰椎棘突、髂后上棘、大转子、阳性腧穴等，为常规针刺方法。

（2）操作

髌骨：髌骨面2～3点，用刺骨针、微铍针、特制针刀等直刺至骨，上下摩骨，5日1次。

胫骨：膝关节下胫骨内外侧干骺间选2点，用刺骨针、微铍针、特制针刀等直刺至骨，上下摩骨，5日1次。

股骨：股骨下端压痛点用刺骨针、微铍针、特制针刀等快速刺过皮肤，垂直刺至股骨，上下摩骨，5日1次。

腓骨：腓骨外侧压痛点用刺骨针、微铍针、特制针刀等快速刺过皮肤，垂直刺至骨，上下摩骨，5日1次。

玉枕关：用刺骨针、微铍针、特制针刀等快速刺过皮肤，朝内上方刺骨，上下摩骨，5日1次。

尾闾关：用刺骨针、微铍针、特制针刀等快速刺过皮肤，垂直刺至骶骨，上下摩骨，5日1次。

夹脊关：用刺骨针、微铍针、特制针刀等快速刺过皮肤，垂直刺骨，上下摩骨，5日1次。

腰椎棘突：腰椎棘突压痛点用刺骨针、微铍针、特制针刀等快速刺过皮肤，垂直刺至腰椎棘突，上下摩骨，5日1次。

髂后上棘：髂后上棘用刺骨针、微铍针、特制针刀等快速刺过皮肤，垂直刺至髂后上棘，上下摩骨，5日1次。

大转子：膝内翻者股骨大转子处用刺骨针、微铍针、特制针刀等快速刺过皮肤，垂直刺至大转子，上下摩骨，5日1次。

阳性腧穴：足三阴经、足三阳经阳性腧穴处用刺骨针、微铍针、特制针刀、锋针等快速刺过皮肤，垂直刺至骨，上下摩骨，以足太阴经、足阳明经为主，5日1次。

3. 刺骨质

（1）部位

髌骨、胫骨、股骨、腓骨，配合玉枕关、尾闾关、夹脊关，腰椎棘突压痛点、髂后上棘、大转子等，较重者运用。

（2）操作

髌骨：髌骨面2～3点，用刺骨针、微铍针、特制针刀等直刺至骨，刺入骨内2～3mm，拔出有吸针感，不要刺穿髌骨，5日1次。

胫骨：膝关节下胫骨内外侧干骺间选2点，用刺骨针、微铍针、特制针刀等直刺至骨，刺入骨内2～3mm，拔出有吸针感，5日1次。

股骨：股骨下端压痛点用刺骨针、微铍针、特制针刀等快速刺过皮肤，垂直刺至股骨，刺入骨内2～3mm，拔出有吸针感，5日1次。

腓骨：腓骨外侧压痛点用刺骨针、微铍针、特制针刀等快速刺过皮肤，垂直刺至骨，刺入骨内2～3mm，拔出有吸针感，5日1次。

玉枕关：用刺骨针、微铍针、特制针刀等快速刺过皮肤，朝内上方刺骨，刺入骨内2～3mm，拔出有吸针感，5日1次。

尾闾关：用刺骨针、微铍针、特制针刀等快速刺过皮肤，垂直刺至骶骨，刺入骨内2～3mm，拔出有吸针感，5日1次。

夹脊关：用刺骨针、微铍针、特制针刀等快速刺过皮肤，垂直刺骨，刺入骨内2～3mm，拔出有吸针感，5日1次。

腰椎棘突：腰椎棘突压痛点用刺骨针、微铍针、特制针刀等快速刺过皮肤，垂直刺至腰椎棘突，刺入骨内2～3mm，拔出有吸针感，5日1次。

髂后上棘：髂后上棘用刺骨针、微铍针、特制针刀等快速刺过皮肤，垂直刺至髂后上棘，刺入骨内2～3mm，拔出有吸针感，5日1次。

大转子：膝内翻者股骨大转子用刺骨针、微铍针、特制针刀等快速刺过皮肤，垂直刺至大转子，刺入骨内 2 ～ 3mm，拔出有吸针感，5 日 1 次。

4. 刺骨络

（1）部位

尾间关、胫骨等。

（2）操作

尾间关：适于其他刺骨法效果欠佳者，骶骨正中部用刺骨针、微铍针、特制针刀等刺入骨内 5 ～ 10mm，拔出后有瘀血流出，加拔火罐，7 日 1 次，1 ～ 2 次即可。

胫骨：夜晚疼痛加重者、重证运用，胫骨平台下 15mm、胫骨粗隆内侧 25mm 处定点，或者局部痛点，刺骨针加压刺入，刺入骨髓腔，拔出可有大量瘀血流出，加拔火罐，1 周 1 次，1 ～ 2 次即可。

十、慢性膝关节滑囊炎

（一）概述

慢性膝关节滑囊炎是指膝关节附近的滑囊发生了炎症，急性期过后，膝关节长期疼痛、肿胀，时轻时重，缠绵难愈，反复发作的病证。属于痹证范畴。

（二）病因病机

慢性膝关节滑囊炎由于外伤、劳损等阻滞经络，使经络运行不通、水湿郁滞、聚集膝部所致。本病病位在经络，是足三阴经、足三阳经等经络受病，以足太阴经、足阳明经为主，可为单纯经脉病，或经筋病，或络脉病，久病及骨，可为经脉、经筋、络脉、骨同时涉及，表现为经脉、经筋、络脉、骨同病、共病。

（三）诊断

1. 症状

多无明显外伤史，主要表现膝关节肿胀、疼痛、发软、活动受限、肿胀持续不退，不敢下蹲，活动增多时加重，休息后减轻，久病者，可扪到膝关节囊肥厚感。

2. 体征

膝部压痛。浮髌试验阳性。

3. 检查

血液检查无异常。

核磁共振（MRI）：滑囊等软组织增厚。

超声：使用声波构建体内组织的图像，发现受累滑囊肿胀。

（四）治疗

慢性膝关节滑囊炎易反复发作、缠绵难愈，顽固性患者需要刺骨，但要配合经脉、经筋、络脉同时治疗，治疗时要避免爬山、上下楼等膝部活动。

1. 刺骨节

（1）部位

膝关节、相应腰椎后关节、骶髂关节、踝关节等。

（2）操作

膝关节：常规运用，髌骨周缘压痛等阳性反应点进针，以髌骨内下、外下为主，用刺骨针、微铍针、特制针刀等斜刺、针刺刺破关节囊，疏通关节即可，治疗点较多，分次治疗，5日1次。

腰椎后关节：较重者选用，相应腰椎棘突下旁开20～30mm压痛点，用刺骨针、长针直刺至后关节囊，刺破关节囊，7日1次。

骶髂关节：膝关节变形者运用，患侧髂后上棘内5mm处为进针点，刺骨针朝外80°刺入，刺破骶髂关节囊，顺关节间隙延伸，调节关节间隙，7日1次。

踝关节：部分涉及小腿疼痛患者选用，踝关节进针点选择与膝关节内外翻相反，即膝内翻选外踝，膝外翻选内踝，踝关节前下、内下为进针点，用刺骨针、微铍针、特制针刀等刺入，刺破踝关节囊，上下摩骨，加强刺激，5日1次。

2. 刺骨膜

（1）部位

髌骨、胫骨、股骨，配合玉枕关、尾闾关、夹脊关，腰椎棘突压痛点、髂后上棘、阳性腧穴等，常规运用。

（2）操作

髌骨：髌骨面2～3点，用刺骨针、微铍针、特制针刀等直刺至骨，上下摩骨，5日1次。

胫骨：膝关节下胫骨内外侧干骺间选2点，刺骨针直刺至骨，上下摩骨，5日1次。

股骨：股骨前内侧、后侧刺骨针快速刺过皮肤，垂直刺至股骨，上下摩骨，5日1次。

玉枕关：用刺骨针、微铍针、特制针刀等快速刺过皮肤，

朝内上方刺骨，上下摩骨，5 日 1 次。

尾闾关：用刺骨针、微铍针、特制针刀等快速刺过皮肤，垂直刺至骶骨，上下摩骨，5 日 1 次。

夹脊关：用刺骨针、微铍针、特制针刀等快速刺过皮肤，垂直刺骨，上下摩骨，5 日 1 次。

腰椎棘突：腰椎压痛棘突处用刺骨针、微铍针、特制针刀等快速刺过皮肤，垂直刺至腰椎棘突，上下摩骨，5 日 1 次。

髂后上棘：用刺骨针、微铍针、特制针刀等快速刺过皮肤，垂直刺至髂后上棘，上下摩骨，5 日 1 次。

阳性腧穴：足三阴经、足三阳经阳性腧穴用刺骨针、微铍针、特制针刀、锋针等快速刺过皮肤，垂直刺至骨，上下摩骨，5 日 1 次。

3. 刺骨质

（1）部位

髌骨、胫骨、股骨，配合玉枕关、尾闾关、夹脊关，相应腰椎棘突、髂后上棘等，较重者运用。

（2）操作

髌骨：髌骨面 2 ～ 3 点，用刺骨针、微铍针、特制针刀等直刺至骨，刺入骨内 2 ～ 3mm，拔出有吸针感，不要刺穿髌骨，5 日 1 次。

胫骨：膝关节下胫骨内外侧干骺间选 2 点，刺骨针直刺至骨，刺入骨内 2 ～ 3mm，拔出有吸针感，5 日 1 次。

股骨：股骨前内侧、前外侧髁等压痛点用刺骨针快速刺过皮肤，垂直刺至骨，刺入骨内 2 ～ 3mm，拔出有吸针感，5 日 1 次。

玉枕关：用刺骨针、微铍针、特制针刀等快速刺过皮肤，

朝内上方刺骨，刺入骨内 2 ～ 3mm，拔出有吸针感，5 日
1 次。

尾闾关：用刺骨针、微铍针、特制针刀等快速刺过皮肤，
垂直刺至骶骨，刺入骨内 2 ～ 3mm，拔出有吸针感，5 日
1 次。

夹脊关：用刺骨针、微铍针、特制针刀等快速刺过皮肤，
垂直刺骨，刺入骨内 2 ～ 3mm，拔出有吸针感，5 日 1 次。

腰椎棘突：相应腰椎压痛棘突处用刺骨针、微铍针、特
制针刀等快速刺过皮肤，垂直刺至腰椎棘突，刺入骨内
2 ～ 3mm，拔出有吸针感，5 日 1 次。

髂后上棘：用刺骨针、微铍针、特制针刀等快速刺过皮
肤，垂直刺至髂后上棘，刺入骨内 2 ～ 3mm，拔出有吸针感，
5 日 1 次。

4. 刺骨络

（1）部位

尾闾关。

（2）操作

适于其他刺骨法效果欠佳者，尾闾关处用刺骨针、微铍
针、特制针刀等刺入骨内 5 ～ 10mm，拔出后有瘀血流出，加
拔火罐，7 日 1 次。

十一、腓总神经损伤

（一）概念

腓总神经损伤是外伤引起的以足下垂，走路呈跨越步态，

踝关节不能背伸及外翻，足趾不能背伸，小腿外侧及足背皮肤感觉减退或缺失，胫前及小腿外侧肌肉萎缩为主要表现的病证。属于痿证范畴。

（二）病因病机

腓总神经损伤由于外伤、劳损等阻滞经络，使经络运行不通，筋脉失养所致。本病病位在经络，主要是足少阳经、足阳明经，涉及足厥阴经、足太阳经，可为单纯经脉病，或经筋病，或络脉病，多为经脉、经筋、络脉同时涉及，表现为经脉、经筋、络脉同病、共病，极个别较重或久病者涉及至骨。

（三）诊断

1. 病史
多有外伤史。

2. 症状
①足下垂，走路呈跨越步态；②踝关节不能背伸及外翻，足趾不能背伸；③小腿外侧及足背皮肤感觉减退或缺失；④胫前及小腿外侧肌肉萎缩。

3. 检查
肌电图及神经传导速度有异常。电生理检查：患侧腓总神经传导速度减慢，波幅下降，F波或H反射潜伏期延长；SEP潜伏期延长，波幅下降，波间期延长；腓总神经支配肌肉的肌电图检查多为失神经电位，而健侧正常。

（四）治疗

腓总神经损伤极个别较重或久病者涉及骨，需要刺骨，多配合其他组织刺法，同时加强功能锻炼。

1. 刺骨节

（1）部位

L$_4$ 后关节、骶髂关节等。

（2）操作

L$_4$ 后关节：病程较长者偶尔运用，L$_4$ 棘突下旁开 20 ～ 30mm，用刺骨针、长针直刺至后关节囊，刺破关节囊，7 日 1 次。

骶髂关节：病程较长者偶尔运用，患侧髂后上棘内 5mm 处为进针点，刺骨针朝外 80° 刺入，刺破骶髂关节囊，顺关节间隙延伸，调节关节间隙，7 日 1 次。

2. 刺骨膜

（1）部位

腓骨、玉枕关、尾闾关、夹脊关、腰椎压痛棘突、阳性腧穴等，较重者常规运用。

（2）操作

腓骨：腓骨外侧用刺骨针快速刺过皮肤，垂直刺至腓骨，上下摩骨，5 日 1 次。

玉枕关：用刺骨针、微铍针、特制针刀等快速刺过皮肤，朝内上方刺骨，上下摩骨，5 日 1 次。

尾闾关：用刺骨针、微铍针、特制针刀等快速刺过皮肤，垂直刺至骶骨，上下摩骨，5 日 1 次。

夹脊关：用刺骨针、微铍针、特制针刀等快速刺过皮肤，垂直刺骨，上下摩骨，5日1次。

腰椎棘突压痛处：用刺骨针、微铍针、特制针刀等快速刺过皮肤，垂直刺至腰椎棘突，上下摩骨，5日1次。

阳性腧穴：足面、小腿阳性腧穴用微铍针、特制针刀等快速刺过皮肤，垂直刺至骨，上下摩骨，5日1次。

3. 刺骨质

（1）部位

腓骨，配合玉枕关、尾闾关、夹脊关、腰椎棘突压痛处，较重者偶尔配合运用。

（2）操作

腓骨：腓骨外侧用刺骨针快速刺过皮肤，垂直刺至腓骨，加压刺入骨内2～3mm，拔出有吸针感，5日1次。

玉枕关：用刺骨针、微铍针、特制针刀等快速刺过皮肤，朝内上方刺骨，刺入骨内2～3mm，拔出有吸针感，5日1次。

尾闾关：用刺骨针、微铍针、特制针刀等快速刺过皮肤，垂直刺至骶骨，刺入骨内2～3mm，拔出有吸针感，5日1次。

夹脊关：用刺骨针、微铍针、特制针刀等快速刺过皮肤，垂直刺骨，刺入骨内2～3mm，拔出有吸针感，5日1次。

腰椎棘突压痛处：用刺骨针、微铍针、特制针刀等快速刺过皮肤，垂直刺骨，刺入骨内2～3mm，拔出有吸针感，5日1次。

十二、踝关节扭伤

（一）概述

踝关节扭伤是踝关节超过其正常活动度引起关节周围软组织如关节囊、韧带、肌腱等发生撕裂伤而出现的疼痛、肿胀、皮肤淤斑的病证。属于伤筋范畴。

（二）病因病机

踝关节扭伤由于外伤、劳损等血溢脉外，瘀血阻滞经络，使经络运行不通所致。本病病位在经络，涉及足少阳经、足太阴经、足太阳经、足阳明经、足少阴经、足厥阴经等，可为单纯经脉病，或经筋病，或络脉病，部分损伤较重至骨，或久病影响至骨，出现骨病，为经脉、经筋、络脉、骨同时涉及。

（三）诊断

1. 病史

急性或慢性踝关节扭伤，初次扭伤或反复扭伤。

2. 症状

局部疼痛，尤以内、外翻活动及行走时疼痛明显。轻者可见局部肿胀，重者则整个踝关节均肿胀，皮下瘀血明显，尤其是在伤后 2～3 天，皮下瘀血青紫更为明显，主要表现为跛行，走路时患足不敢用力着地，踝关节活动受限。

3. 体征

踝关节被动内、外翻并跖屈时，局部疼痛剧烈。如足内翻跖屈时，外踝前下方发生疼痛，且有明显局部压痛。

4. 影像学检查

踝关节正位、侧位 X 线片排除踝关节骨折。

MRI 确定韧带损伤的情况、关节囊及关节软骨损伤的情况。

（四）治疗

踝关节扭伤新病用其他刺法，久病、顽固者患者需要刺骨才能取得较好疗效，治疗期间要少活动。

1. 刺骨节

（1）部位

踝关节压痛点，较轻者运用。

（2）操作

内外踝关节前下、下方等压痛点为进针点，刀口线与韧带纤维一致，刺骨针刺入，刺破踝关节囊，朝胫腓骨非关节面上下摩骨，加强刺激，5 日 1 次。

2. 刺骨膜

（1）部位

内外踝、内外踝下方、前方距骨、跟骨、舟骨等压痛点等，病情较重者常规选用。

（2）操作

内外踝下方、前方距骨、跟骨、舟骨等压痛点：用刺骨针、微铍针、特制针刀垂直刺骨，上下摩骨，5 日 1 次。

3. 刺骨质

（1）部位

内外踝下方、前方距骨、跟骨、舟骨等压痛点等，针刺骨膜效果不好者选用。

（2）操作

内外踝下方、前方距骨、跟骨、舟骨等压痛点：用刺骨针、微铍针、特制针刀等垂直刺骨，刺入骨内 2 ～ 3mm，拔出有吸针感，5 日 1 次。

十三、跟痛症

（一）概述

跟痛症是多种慢性疾患所致的以足跟跖面疼痛，步行或站立时疼痛加重为临床表现的病证。常见于中老年人，以 45 ～ 60 岁发病最多。

（二）病因病机

跟痛症由于劳损、受凉等阻滞经络，使经络运行不通，或老年体虚，经脉、经筋、筋骨失养所致。本病病位在经络，主要是足少阴经、足太阳经等经络受病，可为单纯经脉病，或经筋病，或络脉病，久病患者病及于骨，多为经脉、经筋、络脉、骨同时涉及，表现为经脉、经筋、络脉、筋骨同病、共病。

（三）诊断

1. 症状

足跟跖面疼痛，步行或站立时疼痛加重，足跟骨跖面内侧结节处有局限性压痛。疼痛轻者走路或久站后逐渐疼痛，重者足跟肿胀，不能站立或行走，疼痛甚至涉及小腿后侧。

2. 体征

足跟压痛，用手指触压疼痛剧烈，可有肿胀，小腿后侧可有压痛。

3. 辅助检查

X 线侧位片示跟骨增生，或正常。

（四）治疗

跟痛症顽固性患者需要刺骨，根据病情轻重选择不同刺骨方法，也可经脉、经筋、络脉、骨同时治疗。

1. 刺骨节

（1）部位

骶椎中嵴、骶髂关节等。

（2）操作

骶髂关节：顽固者选用，患侧髂后上棘内 5mm 处为进针点，刺骨针朝外 80° 刺入，刺破骶髂关节囊，顺关节间隙延伸，调节关节间隙，7 日 1 次。

骶椎后关节：顽固者选用，相应骶中嵴旁开 20 ～ 30mm 压痛点，以 S_2 为主，用刺骨针、长针直刺至骨，刺破筋膜、韧带囊，7 日 1 次。

2. 刺骨膜

（1）部位

跟骨、玉枕关、尾闾关、阳性腧穴，病情较重者选用。

（2）操作

跟骨：仰卧位内外踝下跟骨用刺骨针、微铍针、特制针刀等垂直刺骨，上下摩骨，5日1次。俯卧位跟骨压痛点用刺骨针垂直刺骨，上下摩骨，以跟骨结节为主，5日1次。

玉枕关：疑难症患者选用，用刺骨针、微铍针、特制针刀等快速刺过皮肤，朝内上方刺骨，上下摩骨，5日1次。

尾闾关：疑难症患者选用，用刺骨针、微铍针、特制针刀等快速刺过皮肤，垂直刺至骶骨，上下摩骨，5日1次。

阳性腧穴：小腿阳性腧穴用刺骨针、微铍针、特制针刀等快速刺过皮肤，垂直刺至骨，上下摩骨，5日1次。

3. 刺骨质

（1）部位

跟骨、玉枕关、尾闾关等，针刺骨膜效果不好者选用。

（2）操作

跟骨：仰卧位内外踝下跟骨刺骨针、微铍针、特制针刀等垂直刺骨，加压刺入骨内2～3mm，拔出有吸针感，5日1次。俯卧位跟骨压痛点刺骨针垂直刺骨，加压刺入骨内2～3mm，拔出有吸针感，以跟骨结节为主，5日1次。

玉枕关：疑难症患者选用，用刺骨针、微铍针、特制针刀等快速刺过皮肤，朝内上方刺骨，加压刺入骨内2～3mm，拔出有吸针感，5日1次。

尾闾关：疑难症患者选用，用刺骨针、微铍针、特制针刀等快速刺过皮肤，垂直刺至骶骨，加压刺入骨内2～3mm，拔出有吸针感，5日1次。

4. 刺骨络

（1）部位

跟骨，夜晚疼痛加重者选用。

（2）操作

跟骨：仰卧位内外踝下跟骨用刺骨针、微铍针、特制针刀等垂直刺骨，加压刺入骨内 5～10mm，拔出有吸针感，可有瘀血流出，7 日 1 次。

俯卧位跟骨结节压痛点用刺骨针垂直刺骨，加压刺入骨内 5～10mm，拔出有吸针感，可有瘀血流出，7 日 1 次。

第十二章　内科系统病

一、头痛

（一）概述

头痛又称头风，是对持续性的头部闷痛、压迫感、沉重感、紧箍感的统称。大部分病人为两侧头痛，还可见后枕部及头顶部或全头部疼痛。任督二脉、手足三阳经、足厥阴肝经循行于头，头痛与任督二脉、三阳经、足厥阴经相关，故有头为"诸阳之会""清阳之府"之说。督脉为阳经之海，故与督脉最为紧密。头痛为临床常见病、多发病。头痛病因繁多，如神经痛、颅内感染、颅内占位病变、脑血管疾病、颅外头面部疾病，以及全身疾病急性感染、中毒等均可导致头痛，刺骨疗法适用于功能性头痛的治疗。

（二）病因病机

头痛由于受凉、七情、劳倦等使瘀血、寒邪阻滞经络，经络运行不通，或正气不足，经络空虚，经脉失养，不荣则痛所致。本病病位在经络，主要是足太阳经、手少阳经、足少阳经、手阳明经、足阳明经、足少阴经、足厥阴经、督脉等经络受病，以足太阳经、督脉、手少阳经、足少阳经、手阳明经、足阳明经为主，初期可为单纯经脉病，或经筋病，或络脉病，后期多涉及骨，多为经脉、经筋、络脉、骨同时涉及，表现为经脉、经筋、络脉、骨同病、共病。

（三）诊断

1. 疼痛

疼痛可呈胀痛、刺痛、冷痛、闷痛、压迫感、沉重感。

2. 头痛部位

两侧、后枕部、头顶部、前额或全头部。

3. 压痛

两侧颞部、后枕部等多有压痛。

4. 程度

可以隐痛、微痛，也可剧痛。

5. 时间

可呈阵发性，也可呈持续性。

6. 头痛经脉分类

根据疼痛部位，进行辨证分经，为循经选穴治疗打下基础。

（1）阳明头痛

疼痛部位在额角、眉棱、鼻根部。

（2）少阳头痛

疼痛部位在头侧部。

（3）太阳头痛

疼痛部位在后枕部，下连于项。

（4）厥阴头痛

疼痛部位颠顶部，下连于目。

7.伴有症状

头晕、恶心、呕吐、烦躁易怒、心慌、气短、恐惧、耳鸣、失眠、多梦、颈部僵硬等。

8.诱因

疲劳、生气、失眠、焦虑、忧郁、受凉等可使头痛诱发或加重。

（四）治疗

刺骨疗法不作为头痛常规选用方法，只适于病程较长、病情较重、其他针刺方法效果欠佳的头痛患者，尤其是难治性功能性头痛、颈椎病头痛等，即时就可缓解，远期也有较好疗效，头痛较轻或新病多用针刺其他组织的方法。

1.刺骨膜

适于头痛相对较轻者。

（1）部位

玉枕关、尾闾关、乳突，再加以下分型部位：

阳明头痛：额角、眉棱骨压痛点。

少阳头痛：乳突、风池、压痛点。

太阳头痛：头后压痛点。

厥阴头痛：百会。

（2）操作

玉枕关：俯伏坐位，枕骨粗隆下用锋针、刺骨针、微铍针、特制针刀等快速刺过皮肤，朝内上方刺骨，上下摩骨，刺激骨膜，5 日 1 次。

尾闾关：俯卧位，骶骨正中用长针、刺骨针、微铍针、特制针刀快速刺过皮肤，垂直刺至骶骨，上下摩骨，刺激骨膜，5 日 1 次。

头部腧穴、压痛点：坐位、俯卧位，相关经脉头部腧穴、压痛点用锋针、刺骨针、微铍针等直刺至骨，上下摩骨，5 日 1 次。

乳突：俯伏坐位，乳突压痛点用锋针、刺骨针等快速刺过皮肤，朝内上刺至乳突，上下摩骨，5 日 1 次。

2. 刺骨质

适于头痛相对较重者。

（1）部位

玉枕关、尾闾关、乳突，再加以下分型部位：

阳明头痛：额角、眉棱骨压痛点。

少阳头痛：乳突、风池、压痛点。

太阳头痛：头后压痛点。

厥阴头痛：百会。

（2）操作

玉枕关：枕骨粗隆下用锋针、刺骨针、微铍针、特制针刀等快速刺过皮肤，朝内上方直刺至骨，刺入骨内 2 ~ 3mm，拔出有吸针感，5 日 1 次。

尾闾关：骶骨正中用长针、刺骨针、微铍针、特制针刀快速刺过皮肤，垂直刺至骶骨，直刺至骨，刺入骨内 2 ~ 3mm，拔出有吸针感，5 日 1 次。

乳突：乳突压痛点用锋针、刺骨针等快速刺过皮肤，朝内上刺至乳突，刺入骨内 2 ～ 3mm，拔出有吸针感，5 日 1 次。

头部腧穴、压痛点：相关经脉头部腧穴、压痛点用锋针、刺骨针、微铍针等直刺至骨，刺入骨内 2 ～ 3mm，拔出有吸针感，5 日 1 次。

二、中风后遗症

（一）概述

脑中风后遗症是由出血性脑中风（脑出血或蛛网膜下腔出血）、缺血性脑中风急性期治疗后遗留的以半侧肢体障碍、肢体麻木、偏盲、失语、记忆力下降、口眼歪斜、吞咽困难、呛食呛水、共济失调、头晕头痛等为临床表现的病证。多发生于 50 岁以后，男性略多于女性。中风及后遗症既为脑部病变，也为督脉病变，刺骨疗法治疗中风后遗症疗效较好，是其主要的康复治疗方法，对于新发病者，也有较好疗效。

（二）病因病机

中风及后遗症由于七情、劳倦、饮食等使经络运行紊乱，营卫失常，清阳不升，脑失所养，浊阴不降，脑窍被扰所致。病情较轻者，只局限于经络，为中经络，病情较重者，影响心神，病及脏腑，为中脏腑，后遗症多涉及经脉、经筋、络脉等。本病病位在脑，影响督脉、手少阴经、足少阴经、足厥阴经、足太阳经、手少阳经、足少阳经、手阳明经、足阳明经等经络，中脏腑以督脉、手少阴经、足少阴经、足厥阴经为主，中经络后遗症以足太阳经、手阳明经、足阳明经、手少阳经、足少阳经为主，可为单纯经脉病，或经筋病，或络脉病，后期多涉及至骨，多为经脉、经筋、络脉、骨同时涉及，表现为经脉、经筋、络脉、骨同病、共病。

（三）诊断

脑中风后遗症的轻重，因病人发病轻重、体质和并发症而异。常见的后遗症表现如下：

1. 出血性脑中风

（1）肢体

患侧肢体麻木、无力，活动困难或不能活动，口眼歪斜。

（2）认知和精神

较大范围或多次复发的脑出血，可留有精神和认知障碍，如性格改变、消极悲观、抑郁寡欢、精神萎靡、易激动等。

（3）言语障碍

说话不清或不流利。

（4）咽喉

吞咽不利。

（5）其他症状

头痛、眩晕、恶心、失眠、多梦、注意力不集中、耳鸣、眼花、多汗、心悸、步伐不稳、颈项酸痛疲乏、无力、食欲不振、记忆力减退、痴呆、抑郁等。

2. 缺血性脑中风

（1）偏瘫

一侧肢体肌力减退、活动不利或完全不能活动。常伴有同侧肢体的感觉障碍，如冷热不知、疼痛不觉等，有时还可伴有同侧的视野缺损。

（2）失语

运动性失语表现为病人能听懂别人的话语，但不能表达自己的意思。感觉性失语则无语言表达障碍，但听不懂别人的话，也听不懂自己所说的话，表现为答非所问。命名性失语则表现为看到一件物品，能说出它的用途，却叫不出名称。

（3）较大范围或多次复发，脑血栓后遗症可留有精神和智力障碍

性格改变、消极悲观、抑郁寡欢、精神萎靡、易激动等。

（4）其他症状

头痛、眩晕、恶心、失眠、多梦、注意力不集中、耳鸣、眼花、多汗、心悸、步伐不稳、颈项酸痛疲乏、无力、食欲不振、记忆力减退、不能耐受噪声等。

（四）治疗

中风后遗症为针灸疗法的适应证，也是优势病种，各种刺法都有作用，病久或疑难者可选用刺骨疗法，但不作为常规刺法，多配合针刺经脉、经筋、络脉等，间断运用，以头部腧穴为主、较轻刺法为主，恢复期配合功能锻炼。

1. 刺骨节

（1）部位

$C_2 \sim C_3$ 椎间旁开 20mm 处。

（2）操作

病久、顽固性患者 $C_2 \sim C_3$ 椎间旁开 20mm 处用长针、刺骨针输刺，刺破关节囊，腧穴摩骨，7 日 1 次。

2. 刺骨膜

（1）部位

玉枕关、风池、百会、尾闾关、头部正中线点等，病程较长者常规选用。

（2）操作

玉枕关：用锋针、刺骨针、微铍针、特制针刀等快速刺过皮肤，朝内上方刺骨，上下摩骨，5日1次。

风池：用刺骨针、微铍针、特制针刀、锋针等快速刺过皮肤朝内上方刺至骨，上下摩骨，5日1次。

百会：用刺骨针、微铍针、特制针刀、锋针等快速刺过皮肤，垂直刺至骨，上下摩骨，5日1次。

尾闾关：用刺骨针、微铍针、特制针刀、锋针等快速刺过皮肤，垂直刺至骶骨，上下摩骨，5日1次

头部正中线：头部正中线用刺骨针、微铍针、特制针刀、锋针等直刺至骨，上下摩骨，5日1次。

3. 刺骨质

（1）部位

玉枕关、风池、百会、尾闾关、头部正中若干点等，病程较长、较重者选用。

（2）操作

玉枕关：用锋针、刺骨针、微铍针、特制针刀等快速刺过皮肤，朝内上方刺骨，加压刺入骨内 2～3mm，拔出有吸针感，5日1次。

风池：用刺骨针、锋针、微铍针、特制针刀等快速刺过皮肤，朝内上方刺至骨，加压刺入骨内 2～3mm，拔出有吸针

感，5 日 1 次。

百会：用刺骨针、锋针、微铍针、特制针刀等快速刺过皮肤，垂直刺至骨，加压刺入骨内 2 ～ 3mm，拔出有吸针感，5 日 1 次。

尾闾关：用长针、刺骨针、微铍针、特制针刀等快速刺过皮肤，垂直刺至骶骨，加压刺入骨内 2 ～ 3mm，拔出有吸针感，5 日 1 次

头部正中若干点：头部正中若干点用刺骨针、锋针、微铍针、特制针刀等直刺至骨，加压刺入骨内 2 ～ 3mm，拔出有吸针感，5 日 1 次。

4. 刺骨络

（1）部位

尾闾关，病情较重、病程较长者选用。

（2）操作

尾闾关：用刺骨针、微铍针、特制针刀等快速刺过皮肤，朝内上方刺骨，加压刺入骨内 5 ～ 10mm，拔针后局部拔火罐，使局部瘀血排出，7 日 1 次。

三、眩晕

（一）概述

眩是指眼花或眼前发黑，晕是指头晕甚或感觉自身或外界景物旋转。二者常同时并见，故统称为"眩晕"。轻者闭目即止；重者如坐车船，旋转不定，不能站立，或伴有恶心、呕吐、汗出，甚则昏倒等症状，又称头眩、掉眩、冒眩、风眩

等，为各种原因所致经脉不通、不畅，脑失所养所致。本病多见于西医学中的内耳性眩晕（梅尼埃病、晕动症等）、脑性眩晕（高血压、低血压、动脉硬化等）、神经官能症、贫血、颈椎病（椎动脉型、交感神经型）等病。

（二）病因病机

眩晕由于七情、劳倦、饮食等使经络运行紊乱，营卫失常，清阳不升，脑失所养，浊阴不降，脑窍被蒙所致。病变涉及经络、经筋等，病变经络主要是督脉、足少阴经、足厥阴经等，足太阳经、手少阳经、足少阳经、手阳明经、足阳明经等经络也可受影响，可为单纯经脉病、或经筋病、或络脉病，多为经脉、经筋、络脉同时涉及，有时涉及骨。

（三）诊断

1. 症状

头晕目眩，视物旋转，轻者闭目即止，重者如坐车船，甚则仆倒。可伴有恶心呕吐、眼球震颤、耳鸣耳聋、汗出、面色苍白等。

2. 病史

多慢性起病，反复发作，逐渐加重。也可见急性起病者。

3. 检查

查血红蛋白、红细胞计数、测血压、做心电图、颈椎X线摄片、头部CT、MRI等项检查，有助于明确诊断。排除颅内肿瘤、血液病等。

（四）治疗

眩晕顽固性患者需要刺骨，也可配合经脉、经筋、络脉同时治疗，多种刺骨法选择、分组运用，以较轻刺法为主。

1. 刺骨节

（1）部位

$C_2 \sim C_3$ 椎间旁开 15 ～ 20mm 处。

（2）操作

病久、顽固性患者 $C_2 \sim C_3$ 椎间旁开 15 ～ 20mm 处长针、刺骨针输刺，刺破关节囊至骨，7 日 1 次。

2. 刺骨膜

（1）部位

玉枕关、乳突、风池、百会、尾闾关、阳性腧穴、压痛点等，常规选用。

（2）操作

玉枕关：用锋针、刺骨针、微铍针、特制针刀等快速刺过皮肤，朝内上方刺骨，上下摩骨，5 日 1 次。

乳突：用刺骨针、微铍针、特制针刀、锋针等快速刺过皮肤，朝内上方刺至乳突，上下摩骨，5 日 1 次。

风池：用刺骨针、微铍针、特制针刀、锋针等快速刺过皮肤朝内上方刺至骨，上下摩骨，5 日 1 次。

百会：用刺骨针、微铍针、特制针刀、锋针等快速刺过皮肤，垂直刺至骨，上下摩骨，5 日 1 次。

尾闾关：用刺骨针、微铍针、特制针刀、锋针等快速刺过皮肤，垂直刺至骶骨，上下摩骨，5 日 1 次。

182

阳性腧穴压痛点：相关经脉阳性腧穴、头部压痛点用刺骨针、微铍针、特制针刀、锋针等直刺至骨，上下摩骨，5 日 1 次。

3. 刺骨质

（1）部位

玉枕关、乳突、风池、百会、尾闾关、头部压痛点等，病情较重者选用。

（2）操作

玉枕关：用锋针、刺骨针、微铍针、特制针刀等快速刺过皮肤，朝内上方刺骨，加压刺入骨内 2 ~ 3mm，拔出有吸针感，5 日 1 次。

乳突：用刺骨针、微铍针、特制针刀、锋针等快速刺过皮肤，朝内上方刺至乳突，加压刺入骨内 2 ~ 3mm，拔出有吸针感，5 日 1 次。

风池：用刺骨针、微铍针、特制针刀、锋针等快速刺过皮肤，朝内上方刺至骨，加压刺入骨内 2 ~ 3mm，拔出有吸针感，5 日 1 次。

百会：用刺骨针、微铍针、特制针刀、锋针等快速刺过皮肤，垂直刺至骨，加压刺入骨内 2 ~ 3mm，拔出有吸针感，5 日 1 次。

尾闾关：用长针、刺骨针快速刺过皮肤，垂直刺至骶骨，加压刺入骨内 2 ~ 3mm，拔出有吸针感，5 日 1 次。

头部压痛点：头部压痛点用刺骨针、微铍针、特制针刀、锋针等直刺至骨，加压刺入骨内 2 ~ 3mm，拔出有吸针感，5 日 1 次。

4. 刺骨络

（1）部位

尾闾关，极个别重证、顽固者选用。

（2）操作

尾闾关：用刺骨针、微钺针、特制针刀等快速刺过皮肤，朝内上方刺骨，加压刺入骨内 3 ～ 5mm，拔针后局部拔火罐使局部瘀血排出，7 日 1 次。

四、不寐

（一）概述

不寐又称"失眠"，是因阳不入阴所引起的经常不能获得不能正常睡眠为特征的病证。轻者入寐困难，有寐易醒，醒后不能再寐，时寐时醒，甚至整夜不能入寐，表现为睡眠时间和深度不足，不能消除疲劳、恢复体力和精力，也称为"目不眠""不得卧"。

（二）病因病机

不寐由于七情、劳欲、饮食等使气血郁滞经络，水火升降失常，心神被扰，或经络空虚，心神失养等导致。本病病位在心，受累经络主要以手足少阴经、手足厥阴经为主，涉及足太阴经、任脉、手少阳经等，可为单纯经脉病，或经筋病，或络脉病，久病及骨，可为经脉、经筋、络脉、骨同时涉及，表现为经脉、经筋、络脉、骨同病、共病。

（三）诊断

1. 症状

轻者为入睡困难，或寐而不酣，时寐时醒，或过早睡醒，醒后不能再寐，严重者彻夜难眠。

2. 伴有症状

伴有心悸、健忘、多梦、头痛、头晕、神疲乏力等。

3. 病史

多有不寐病史，常因情绪波动、精神紧张而诱发或加重。

4. 辅助检查

未见有影响睡眠的器质性病变。

（四）治疗

不寐治疗单独取经脉，或经筋，或络脉，多都有一定疗效。顽固性不寐需要刺骨，多用较轻刺骨方法，配合经脉、经筋、络脉同时治疗，还可配合心理治疗。

1. 刺骨节

（1）部位

T_4、T_5 棘突下旁开 15 ～ 20mm。

（2）操作

较重者运用，T_4、T_5 棘突下旁开 15 ～ 20mm 用刺骨针、长针垂直刺破后关节囊，上下摩骨，7 日 1 次。

2. 刺骨膜

（1）部位

玉枕关、胸椎棘突、风池、百会、尾闾关、头部压痛点等，病情较重者选用。

（2）操作

玉枕关：用锋针、刺骨针、微铍针、特制针刀等快速刺过皮肤，朝内上方刺骨，上下摩骨，5日1次。

胸椎棘突：胸椎压痛棘突处用刺骨针、微铍针、特制针刀等快速刺过皮肤，垂直刺至棘突，上下摩骨，5日1次。

风池：用刺骨针、微铍针、特制针刀、锋针等快速刺过皮肤，朝内上方刺至骨，上下摩骨，5日1次。

百会：用刺骨针、微铍针、特制针刀、锋针等快速刺过皮肤，垂直刺至骨，上下摩骨，5日1次。

尾闾关：用刺骨针、微铍针、特制针刀、锋针快速刺过皮肤，垂直刺至骶骨，上下摩骨，5日1次

头部压痛点：头部压痛点用刺骨针、微铍针、特制针刀、锋针等直刺至骨，上下摩骨，5日1次。

3. 刺骨质

（1）部位

玉枕关、胸椎棘突、风池、百会、尾闾关、头部压痛点等，重证运用，临床较少用到。

（2）操作

玉枕关：用锋针、刺骨针、微铍针、特制针刀等快速刺过皮肤，朝内上方刺骨，加压刺入骨内 2 ~ 3mm，拔出有吸针感，5日1次。

胸椎棘突：胸椎压痛棘突处用刺骨针、微铍针、特制针刀等快速刺过皮肤，垂直刺至棘突，加压刺入骨内 2 ~ 3mm，拔出有吸针感，5日1次。

风池：用刺骨针、微铍针、特制针刀、锋针等快速刺过皮肤，朝内上方刺至骨，加压刺入骨内 2 ~ 3mm，拔出有吸针感，5 日 1 次。

百会：用刺骨针、微铍针、特制针刀、锋针等快速刺过皮肤，垂直刺至骨，加压刺入骨内 2 ~ 3mm，拔出有吸针感，5 日 1 次。

尾闾关：用长针、刺骨针快速刺过皮肤，垂直刺至骶骨，加压刺入骨内 2 ~ 3mm，拔出有吸针感，5 日 1 次

头部压痛点：头部压痛点用刺骨针、微铍针、特制针刀、锋针等直刺至骨，加压刺入骨内 2 ~ 3mm，拔出有吸针感，5 日 1 次。

五、郁证

（一）概述

郁证是由于情志不舒、气机郁滞所致，以心情抑郁、情绪不宁、胸部满闷、胁肋胀痛，或易怒易哭，或咽中如有异物梗塞等症为主要临床表现的一类病证。

（二）病因病机

郁证由于七情刺激等原因导致气血郁滞经络，气机郁滞，出现郁闷不适。本病病位在心、脑，受累经络是手足少阴经、手足厥阴经、足太阴经、任脉、手少阳经等，可为单纯经脉病、或经筋病、或络脉病，久病至骨，可为经脉、经筋、络脉、骨同时涉及。

（三）诊断

1. 临床表现

情绪低落，抑郁悲观。轻者闷闷不乐、无愉快感、兴趣减退，重者痛不欲生、悲观绝望、度日如年、生不如死。思维迟缓，思维速度缓慢，反应迟钝，思路闭塞，言语减少，语速明显减慢，声音低沉，对答困难，严重者交流无法顺利进行。意志活动减退，意志活动呈显著持久抑制，行为缓慢，生活被动、疏懒，不想做事，不愿和周围人接触交往，常独坐一旁，或整日卧床，闭门独居、疏远亲友、回避社交。严重时连吃、喝等生理需要和个人卫生都不顾，蓬头垢面、不修边幅，甚至发展为不语、不动、不食等。认知功能损害，近事记忆力下降、注意力障碍、反应时间延长、抽象思维能力差、学习困难、语言流畅性差、空间知觉、眼手协调及思维灵活性等能力减退。

躯体症状有睡眠障碍、乏力、食欲减退、体重下降、便秘、身体任何部位的疼痛、咽中如有异物梗塞、性欲减退、阳痿、闭经，恶心、呕吐、心慌、胸闷、出汗等。

2. 病史

多有忧虑、焦躁、悲哀、恐惧、愤怒等情志内伤史。病情随情志变化而波动。

（四）治疗

郁证顽固、疑难患者需要刺骨，且多用较轻刺骨方法，也可经脉、经筋、络脉同时治疗，治疗时多与病人沟通，多做思想工作，必要时要配合暗示疗法。

1. 刺骨节

（1）部位

$T_4 \sim T_9$ 棘突下旁开 20 ～ 30mm。

（2）操作

病情较重者选用，$T_4 \sim T_9$ 棘突下旁开 20 ～ 30mm 刺骨针、长针垂直刺入，刺破后关节囊，7 日 1 次。

2. 刺骨膜

（1）部位

玉枕关、胸椎棘突压痛处、夹脊关、百会、尾闾关等。

（2）操作

玉枕关：用锋针、刺骨针、微铍针、特制针刀等快速刺过皮肤，朝内上方刺骨，上下摩骨，5 日 1 次。

胸椎棘突：胸椎棘突压痛处用刺骨针、微铍针、特制针刀等快速刺过皮肤，垂直刺至棘突，上下摩骨，5 日 1 次。

夹脊关：用刺骨针、微铍针、特制针刀等快速刺过皮肤，垂直刺骨，上下摩骨，5 日 1 次。

百会：用刺骨针、微铍针、特制针刀、锋针等快速刺过皮肤，垂直刺至骨，上下摩骨，5 日 1 次。

尾闾关：用长针、刺骨针快速刺过皮肤，垂直刺至骶骨，上下摩骨，5 日 1 次

3. 刺骨质

（1）部位

玉枕关、胸椎棘突压痛处、夹脊关、百会、尾闾关等，针刺骨膜效果不好者选用。

（2）操作

玉枕关：用锋针、刺骨针、微铍针、特制针刀等快速刺过皮肤，朝内上方刺骨，加压刺入骨内 2～3mm，拔出有吸针感，5 日 1 次。

胸椎棘突：胸椎棘突压痛处用刺骨针、微铍针、特制针刀等快速刺过皮肤，垂直刺至棘突，加压刺入骨内 2～3mm，拔出有吸针感，5 日 1 次。

夹脊关：用刺骨针、微铍针、特制针刀等快速刺过皮肤，垂直刺骨，加压刺入骨内 2～3mm，拔出有吸针感，5 日 1 次。

百会：用刺骨针、微铍针、特制针刀、锋针等快速刺过皮肤，垂直刺至骨，加压刺入骨内 2～3mm，拔出有吸针感，5 日 1 次。

尾闾关：用长针、刺骨针快速刺过皮肤，垂直刺至骶骨，加压刺入骨内 2～3mm，拔出有吸针感，5 日 1 次

4. 刺骨络

（1）部位

尾闾关，极个别重症、顽固病证患者选用。

（2）操作：用刺骨针、微铍针、特制针刀等刺入骨内约 5～10mm，拔出后有瘀血流出，加拔火罐，7 日 1 次。

六、老年痴呆

（一）概述

老年痴呆又称阿尔茨海默病，是一种起病隐匿的进行性发展的神经系统退行性疾病。临床上以记忆障碍、失语、失用、

失认、视空间技能损害、执行功能障碍以及人格和行为改变等全面性痴呆表现为特征，也称呆病。常 65 岁以后发病。本病的病位在脑，受累经脉与督脉、手足少阴有关，与五脏关系密切。

（二）病因病机

老年痴呆由于七情、年迈体虚等使痰瘀阻滞，气血被阻，脑神失养，或经络空虚，精血不足，清阳不能上乘，脑失所养所致。病位在脑，病变主要涉及督脉、足少阴经、足厥阴经、足太阳经、手足少阳经、足阳明经等，可为单纯经脉病，或经筋病，或络脉病，多为经脉、经筋、络脉同时涉及，甚至涉及骨。

（三）诊断

1. 症状

起病缓慢或隐匿，常说不清何时起病，多见于 70 岁以上老人，女性较男性多。主要表现为认知功能下降、精神症状和行为障碍、日常生活能力逐渐下降。根据认知能力和身体机能的恶化程度分成三期。

轻度痴呆期（1 ～ 3 年）：记忆减退，对近事遗忘明显；判断能力下降，病人不能对事件进行分析、思考、判断，难以处理复杂的问题；工作或家务劳动漫不经心，不能独立进行购物、经济事务等，社交困难，尽管仍能做些已熟悉的日常工作，但对新的事物却表现出茫然难解，情感淡漠，偶尔激惹，常有多疑，出现时间定向障碍，对所处的场所和人物能做出定向，对所处地理位置定向困难，复杂结构的视空间能力差；言语词汇少，命名困难。

中度痴呆期（2～10年）：远近记忆严重受损，简单结构的视空间能力下降，时间、地点定向障碍；在处理问题、辨别事物的相似点和差异点方面有严重损害；不能独立进行室外活动，在穿衣、个人卫生以及保持个人仪表方面需要帮助；计算不能；出现各种神经症状，可见失语、失用和失认；情感由淡漠变为急躁不安，常走动不停，可见尿失禁。

重度痴呆期（8～12年）：完全依赖照护者，严重记忆力丧失，仅存片段的记忆；日常生活不能自理，大小便失禁，呈现缄默、肢体僵直，查体可见锥体束征阳性，有强握、摸索和吸吮等原始反射。最终昏迷，一般死于感染等并发症。

2. 神经影像学检查

用于排除其他潜在疾病和发现 AD 的特异性影像学表现。头 CT 和 MRI 检查，可显示脑皮质萎缩明显，特别是海马及内侧颞叶。与 CT 相比，MRI 对检测皮质下血管改变和提示有特殊疾病的改变更敏感。

（四）治疗

老年痴呆为进行性加重的疑难病证，治疗以刺骨为主，应多种刺骨法选择运用，或交替运用，多用较轻刺法，可配合经脉、经筋、络脉的治疗，可延缓发展，甚至减轻症状。

1. 刺骨节

（1）部位

相关椎体下旁开 20～30mm。

（2）操作

较重者运用，相关椎体棘突下旁开 20～30mm，如心俞、

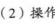

肾俞、肝俞等，用刺骨针、长针垂直刺入，刺破后关节囊，7日1次。

2. 刺骨膜

（1）部位

玉枕关、相关椎体棘突、百会、头部正中线多个穴位、尾闾关、阳性腧穴等，病程较长者常规选用。

（2）操作

玉枕关：玉枕关锋针、刺骨针、微铍针、特制针刀等快速刺过皮肤，朝内上方刺骨，上下摩骨，5日1次。

相关椎体棘突：T_4、T_5、T_9、L_2等棘突处用刺骨针、微铍针、特制针刀等快速刺过皮肤，垂直刺至棘突，上下摩骨，5日1次。

百会：用刺骨针、微铍针、特制针刀、锋针等快速刺过皮肤，垂直刺至骨，上下摩骨，5日1次。

头部正中线多个穴位：头部正中线多个穴位用刺骨针、微铍针、特制针刀等快速刺过皮肤，垂直刺至骨，上下摩骨，分次进行，5日1次。

尾闾关：用长针、刺骨针快速刺过皮肤，垂直刺至骶骨，上下摩骨，5日1次。

阳性腧穴：相关经脉阳性腧穴用刺骨针、微铍针、特制针刀、锋针等快速刺过皮肤，垂直刺至骨，上下摩骨，5日1次。

3. 刺骨质

（1）部位

玉枕关、胸腰有关棘突、百会、头部正中线多个穴位、尾闾关等，病情较重者选用。

（2）操作

玉枕关：用锋针、刺骨针、微铍针、特制针刀等快速刺过皮肤，朝内上方刺骨，加压刺入骨内 2 ~ 3mm，拔出有吸针感，5 日 1 次。

胸腰有关棘突：T_4、T_5、T_9、L_2 等棘突处用刺骨针、微铍针、特制针刀等快速刺过皮肤，垂直刺至棘突，加压刺入骨内2 ~ 3mm，拔出有吸针感，5 日 1 次。

头部正中线多个穴位：头部正中线多个穴位用刺骨针、微铍针、特制针刀等快速刺过皮肤，垂直刺至骨，加压刺入骨内2 ~ 3mm，拔出有吸针感，5 日 1 次。

百会：用刺骨针、微铍针、特制针刀等快速刺过皮肤，垂直刺至骨，加压刺入骨内 2 ~ 3mm，拔出有吸针感，5 日 1 次。

尾闾关：用长针、刺骨针快速刺过皮肤，垂直刺至骶骨，加压刺入骨内 2 ~ 3mm，拔出有吸针感，5 日 1 次。

4. 刺骨络

（1）部位

尾闾关。

（2）操作

尾闾关：重证选用，用刺骨针、微铍针、特制针刀等刺入骨内约 5 ~ 10mm，拔出后有瘀血流出，加拔火罐，7 日 1 次。

七、面瘫

（一）概述

面瘫又称周围性面瘫、周围性面神经麻痹，是指面神经核以下病变所致的面部肌肉瘫痪，口眼歪斜，常发生于一侧。本病属"口眼㖞斜""吊线风""口僻"范畴，为阳经病证，刺骨疗法治疗本病疗效肯定。

（二）病因病机

面瘫的发病原于正气不足，经络空虚，卫外不固，外邪入侵于面部经络，气血阻滞，经脉失养，以致筋肉弛缓不收。头为诸阳之会，百脉之宗，阳经易受外邪侵袭，风属阳邪，具有向上、向外散发的作用，所以风邪伤人，易侵犯人体的高位而发为面瘫。本病病位在手足阳明经、手足少阳经、手足太阳经，以手足阳明经为主，可为单纯经脉病，或经筋病，或络脉病，也可经脉、经筋、络脉同时涉及，表现为经脉、经筋、络脉同病、共病，病甚者或后遗症涉及骨。《灵枢·经筋第十三》曰："足之阳明，手之太阳，筋急则口目为僻。"

（三）诊断

1. 症状

可有风吹、受凉史。

多数患者往往于清晨洗脸、漱口时突然发现一侧面颊动作不灵、嘴巴歪斜。病侧面部表情肌完全瘫痪者，前额皱纹消失、眼裂扩大、鼻唇沟平坦、口角下垂。病侧不能做皱额、蹙眉、闭目、鼓气和噘嘴等动作。鼓腮和吹口哨时，因患侧口唇不能闭合而漏气。进食时，食物残渣常滞留于病侧的齿颊间隙内，并常有口水自该侧淌下。由于泪点随下睑外翻，使泪液不能按正常引流而外溢，部分患者可有舌前 2/3 味觉障碍，外耳道疱疹等。可伴有头痛等，以患侧耳后为主，周围性面瘫发病率很高，而最常见者为面神经炎或贝尔麻痹。

2. 检查

乳突多疼痛，额部皮肤皱纹变浅或消失，眼裂变小，上眼睑下垂，下眼睑可外翻，眼有流泪、干涩、酸、胀的症状，鼻唇沟变浅、消失，面部感觉发紧、僵硬、麻木或萎缩、人中偏斜、味觉可受累。额部平坦，皱纹一般消失或明显变浅，眉目外侧明显下垂。

（四）治疗

刺骨不作为面瘫常规治疗方法，顽固性面瘫需要刺骨，对面瘫后遗症也有一定疗效，多与其他刺法配合运用，用较轻刺法，刺骨疗法偶尔运用，尤其对于面部刺骨。

1. 刺骨节

（1）部位

$C_2 \sim C_3$ 椎间旁开 15 ～ 20mm 处。

（2）操作

病程较长者偶尔选用，$C_2 \sim C_3$ 椎间旁开 15 ～ 20mm 处用长针、刺骨针输刺，刺破关节囊至骨，7 日 1 次。

2. 刺骨膜

（1）部位

玉枕关、C_2 棘突、乳突、风池、尾闾关、头面部压痛点、四肢相关五输穴压痛点等，病情较重者选用。

（2）操作

玉枕关：用锋针、刺骨针、微铍针、特制针刀等快速刺过皮肤，朝内上方刺骨，上下摩骨，5日1次。

C$_2$棘突：C$_2$棘突压痛处用刺骨针、微铍针、特制针刀等，垂直刺过皮肤，直刺直骨，上下摩骨，5日1次。

乳突：乳突压痛点用刺骨针、微铍针、特制针刀、锋针等快速刺过皮肤，朝内上方刺至乳突，上下摩骨，5日1次。

风池：风池压痛点用刺骨针、微铍针、特制针刀、锋针等快速刺过皮肤朝内上方刺至骨，上下摩骨，5日1次。

尾闾关：用长针、刺骨针快速刺过皮肤，垂直刺至骶骨，上下摩骨，5日1次

头面部压痛点：用微针刀直刺至骨，上下摩骨，5日1次。

四肢相关五输穴压痛点：用刺骨针、微铍针、特制针刀、锋针等直刺、斜刺至骨，上下摩骨，5日1次。

3. 刺骨质

（1）部位

玉枕关、C$_2$棘突、乳突、风池、尾闾关、头面压痛点、四肢相关五输穴压痛点等，病情顽固者偶尔选用。

（2）操作

玉枕关：用锋针、刺骨针、微铍针、特制针刀等快速刺过皮肤，朝内上方刺骨，加压刺入骨内2～3mm，拔出有吸针感，5日1次。

C$_2$棘突：C$_2$棘突压痛处用刺骨针、微铍针、特制针刀等，垂直刺过皮肤，直刺至骨，加压刺入骨内2～3mm，拔出有吸针感，注意不要刺至延髓，5日1次。

乳突：乳突压痛点用刺骨针、微铍针、特制针刀、锋针等快速刺过皮肤，朝内上方刺至乳突，加压刺入骨内2～3mm，

拔出有吸针感，5 日 1 次。

　　风池：风池压痛点用刺骨针、微铍针、特制针刀、锋针等快速刺过皮肤，朝内上方刺至骨，加压刺入骨内 2 ~ 3mm，拔出有吸针感，5 日 1 次。

　　尾闾关：用刺骨针、微铍针、特制针刀等快速刺过皮肤，垂直刺至骶骨，加压刺入骨内 2 ~ 3mm，拔出有吸针感，5 日 1 次

　　头面压痛点：用微针刀等直刺至骨，加压刺入骨内 2 ~ 3mm，拔出有吸针感，5 日 1 次。

　　四肢相关五输穴压痛点：用刺骨针、微铍针、特制针刀等直刺、斜刺至骨，加压刺入骨内，5 日 1 次。

八、面肌痉挛

（一）概述

　　面肌痉挛又称面肌抽搐，是以阵发性、不规则的一侧面部肌肉不自主抽搐为特征的病证，表现为一侧面部不自主抽搐，抽搐呈阵发性且不规则，程度不等，可因疲倦、精神紧张及自主运动等加重。起病多从眼部开始，然后涉及整个面部。本病多在中年以后发生，常见于女性，属面风、风痉、筋惕肉瞤、中风等范畴。

（二）病因病机

　　面肌痉挛的发病根于正气不足，经络空虚，风邪入侵于面部经络或阴精亏虚，筋脉失养。本病病位在经络，为手足阳

明、少阳、太阳经络受病，多以足阳明经为首发、多发，可为单纯经脉病，或经筋病，久病及骨，也可经脉、经筋、骨同时涉及，表现为经脉、经筋、骨同病、共病。

（三）诊断

1. 病史
中年以上女性多见。

2. 症状
初起多为一侧眼轮匝肌阵发性不自主地抽搐，逐渐缓慢扩展至一侧面部的其他面肌，严重者可累及同侧的颈阔肌，但额肌较少累及。抽搐的程度轻重不等，为阵发性、快速、不规律的抽搐。初起抽搐较轻，持续仅几秒，以后逐渐延长，可达数分钟或更长，而间歇时间逐渐缩短，抽搐逐渐频繁加重。严重者呈强直性，致同侧眼不能睁开，口角向同侧歪斜，无法说话，常因疲倦、精神紧张而加剧。入眠后多数抽搐停止。可伴有心烦意乱、同侧头痛、耳鸣等。

3. 检查
各种检查多无异常。

（四）治疗

面肌痉挛早期采用经脉、经筋、络脉针刺，疗效较好，久病尤其疑难病证患者，配合间断刺骨疗法，用较轻刺法，尤其面部刺骨。平时要绝对忌酒。

1. 刺骨节

（1）部位

$C_2 \sim C_3$ 椎间旁开 15 ～ 20mm 处。

（2）操作

病情较重者选用，$C_2 \sim C_3$ 椎间旁开 15 ～ 20mm 处用长针、刺骨针行输刺，刺破关节囊至骨，7 日 1 次。

2. 刺骨膜

（1）部位

玉枕关、C_2 棘突、乳突、风池、尾闾关、头面压痛点、四肢相关五输穴压痛点等，较重者运用。

（2）操作

玉枕关：用锋针、刺骨针、微铍针、特制针刀等快速刺过皮肤，朝内上方刺骨，上下摩骨，5 日 1 次。

C_2 棘突：C_2 棘突用刺骨针、微铍针、特制针刀等，垂直刺过皮肤，直刺至骨，上下摩骨，5 日 1 次。

乳突：用刺骨针、微铍针、特制针刀、锋针等快速刺过皮肤，朝内上方刺至乳突，上下摩骨，5 日 1 次。

风池：用刺骨针、微铍针、特制针刀、锋针等快速刺过皮肤朝内上方刺至骨，上下摩骨，5 日 1 次。

尾闾关：用刺骨针、微铍针、特制针刀、锋针等快速刺过皮肤，垂直刺至骶骨，上下摩骨，5 日 1 次。

头面压痛点：用刺骨针、微铍针、特制针刀、锋针等直刺至骨，上下摩骨，5 日 1 次。

四肢相关五输穴压痛点：用刺骨针、微铍针、特制针刀等直刺、斜刺至骨，上下摩骨，5 日 1 次。

3. 刺骨质

（1）部位

玉枕关、C_2 棘突、乳突、风池、尾闾关、头部压痛点、四肢相关五输穴压痛点等，病情顽固者偶尔选用。

（2）操作

玉枕关：用锋针、刺骨针、微铍针、特制针刀等快速刺过皮肤，朝内上方刺骨，加压刺入骨内 2 ～ 3mm，拔出有吸针感，5 日 1 次。

C_2 棘突：用刺骨针、微铍针、特制针刀等，垂直刺过皮肤，直刺至骨，加压刺入骨内 2 ～ 3mm，拔出有吸针感，注意不要刺至延髓，5 日 1 次。

乳突：用刺骨针、微铍针、特制针刀、锋针等快速刺过皮肤，朝内上方刺至乳突，加压刺入骨内 2 ～ 3mm，拔出有吸针感，5 日 1 次。

风池：用刺骨针、微铍针、特制针刀、锋针等快速刺过皮肤朝内上方刺至骨，加压刺入骨内 2 ～ 3mm，拔出有吸针感，5 日 1 次。

尾闾关：用长针、刺骨针快速刺过皮肤，垂直刺至骶骨，加压刺入骨内 2 ～ 3mm，拔出有吸针感，5 日 1 次。

头面压痛点：用刺骨针、微铍针、特制针刀、锋针等直刺至骨，加压刺入骨内 2 ～ 3mm，拔出有吸针感，5 日 1 次。

四肢相关五输穴压痛点：用刺骨针、微铍针、特制针刀、锋针等直刺、斜刺至骨，加压刺入骨内，5 日 1 次。

九、三叉神经痛

（一）概述

三叉神经痛是以一侧面部三叉神经分布区内反复发作的阵发性剧烈疼痛为主要表现的病证。有闪电样、刀割样、烧灼样、顽固性、难以忍受的剧烈性疼痛，发病骤发、骤停，说话、洗脸、刷牙或微风拂面，甚至走路时都会导致阵发性的剧烈疼痛。疼痛历时数秒或数分钟，疼痛呈周期性发作，发作间歇期同正常人一样。本病发病率女略多于男，发病率可随年龄而增长，三叉神经痛多发生于中老年人，右侧多于左侧，与诸阳经有关。属于面痛、面风痛、面颊痛等范畴。

（二）病因病机

三叉神经痛由于情志、外伤、外邪等使经络瘀阻不通所致。本病病位在经络，是手足阳明、少阳、太阳和足厥阴经络受病，但有所侧重，以手足太阳经、足阳明经为主，可为单纯经脉病，或经筋病，或络脉病，久病及骨，多经脉、经筋、络脉、骨同时涉及。

（三）诊断

1. 发病人群

高发于中老年患者，女性多于男性。

2. 三叉神经痛的疼痛特点

疼痛多为撕裂性、刀割样、烧灼样疼痛，患者痛到难以承受。而且发作前没有征兆。

3. 疼痛的部位

疼痛由面部、口腔或下颌的某一点开始扩散到三叉神经某一支或多支，以第二支、第三支发病最为常见，第一支少见。其疼痛范围绝对不超越面部中线，亦不超过三叉神经分布区域。偶尔有双侧三叉神经痛者。

4. 扳机点

扳机点亦称触发点，常位于上唇、鼻翼、齿龈、口角、舌、眉等处。轻触或刺激扳机点可激发疼痛发作。

5. 诱发因素

说话、吃饭、洗脸、剃须、刷牙以及风吹等均可诱发疼痛发作，以致病人精神萎靡不振，行动谨小慎微，甚至不敢洗脸、刷牙、进食，说话也很小心，唯恐引起发作。

6. 疼痛发作的频率

疼痛会反复发作，尤其是发作频繁的患者，其疼痛会持续好几个小时或者整天都会有疼痛，但是会自行缓解，过一段时间后又会发作。

7. 疼痛的伴随症状

伴有血管－自主神经症状，出汗、流泪、瞳孔增大以及皮肤肿胀或温度升高等症状。

（四）治疗

三叉神经痛为顽固性剧痛病证，需要刺骨，也可经脉、经筋、络脉、骨同时治疗，手足、双侧同时治疗，尤其对于疑难病证患者，可以采用重刺法，面部刺骨要用轻刺法，要坚持治疗。

1. 刺骨节

（1）部位

$C_2 \sim C_3$ 椎间旁开 15 ～ 20mm 处。

（2）操作

常规运用，$C_2 \sim C_3$ 椎间旁开 15 ～ 20mm 处用长针、刺骨针行输刺，刺破关节囊至骨，7 日 1 次。

2. 刺骨膜

（1）部位

玉枕关、C_2 棘突、乳突、风池、尾闾关、头面部压痛点、颈肩部压痛点、四肢三阳经五输穴压痛点等，常规运用。

（2）操作

玉枕关：用锋针、刺骨针、微铍针、特制针刀等快速刺过皮肤，朝内上方刺骨，上下摩骨，5 日 1 次。

C_2 棘突：C_2 棘突压痛点用刺骨针、微铍针、特制针刀等垂直刺过皮肤，直刺至骨，上下摩骨，5 日 1 次。

乳突：乳突压痛点用刺骨针、微铍针、特制针刀等快速刺过皮肤，朝内上方刺至乳突，上下摩骨，5 日 1 次。

风池：风池压痛点用刺骨针、微铍针、特制针刀、锋针等快速刺过皮肤朝内上方刺至骨，上下摩骨，5 日 1 次。

尾闾关：用刺骨针、微铍针、特制针刀等快速刺过皮肤，垂直刺至骶骨，上下摩骨，5 日 1 次

头面部压痛点：用刺骨针、微铍针、特制针刀、锋针等直刺至骨，上下摩骨，5 日 1 次。

颈肩部压痛点：用刺骨针、微铍针、特制针刀、锋针等直刺至骨，上下摩骨，5 日 1 次。

四肢手足三阳经五输穴压痛点：用锋针、刺骨针、微铍针、特制针刀等直刺、斜刺至骨，上下摩骨，5 日 1 次。

3. 刺骨质

（1）部位

玉枕关、C_2 棘突、乳突、风池、尾间关、头面部压痛点、颈肩部压痛点、四肢三阳经五输穴压痛点等，病情较重者选用。

（2）操作

玉枕关：用锋针、刺骨针、微铍针、特制针刀等快速刺过皮肤，朝内上方刺骨，加压刺入骨内 2 ～ 3mm，拔出有吸针感，5 日 1 次。

C_2 棘突：C_2 棘突压痛点用刺骨针、微铍针、特制针刀等垂直刺过皮肤，直刺至骨，加压刺入骨内 2 ～ 3mm，拔出有吸针感，注意不要刺至延髓，5 日 1 次。

乳突：乳突压痛点用刺骨针、微铍针、特制针刀、锋针等快速刺过皮肤，朝内上方刺至乳突，加压刺入骨内 2 ～ 3mm，拔出有吸针感，5 日 1 次。

风池：风池压痛点用刺骨针、微铍针、特制针刀、锋针等快速刺过皮肤朝内上方刺至骨，加压刺入骨内 2 ～ 3mm，拔出有吸针感，5 日 1 次。

尾间关：用长针、刺骨针快速刺过皮肤，垂直刺至骶骨，加压刺入骨内 2 ～ 3mm，拔出有吸针感，5 日 1 次

头面部压痛点：用刺骨针、微铍针、特制针刀、锋针等直刺至骨，加压刺入骨内 2 ～ 3mm，拔出有吸针感，5 日 1 次。

颈肩部压痛点：用刺骨针、微铍针、特制针刀、锋针等直

刺至骨，加压刺入骨内 2～3mm，拔出有吸针感，5 日 1 次。

四肢三阳经五输穴压痛点：用刺骨针、微铍针、特制针刀、锋针等直刺、斜刺至骨，加压刺入骨内，5 日 1 次。

十、心悸

（一）概述

心悸是指以心中悸动、惊惕不安，甚至不能自止为主要表现的病证，又称"惊悸""怔忡"等，多由气血阴阳亏虚，痰饮瘀血阻滞所致。

（二）病因病机

心悸由于七情、劳欲、饮食等原因使气血阻滞经络，心脉瘀阻不通，或正气不足，心脉空虚，心失所养所致。本病病位在心，受累经络主要以手足少阴经、手厥阴经为主，足厥阴经、足太阴经、任脉、手少阳经等有涉及，可为单纯经脉病，或经筋病，或络脉病，多为经脉、经筋、络脉同时涉及，久病及骨，表现为经脉、经筋、络脉、骨同病、共病。

（三）诊断

1. 临床症状

自觉心慌不安，心跳异常，不能自主，心搏或快或慢，忽跳忽止，呈阵发性或持续性。脉象可见数、疾、促、结、代、沉、迟等。

2. 伴有症状

胸闷、心烦、头晕、失眠、乏力等。

3. 病史

中老年多见，多由情志刺激、惊怒、紧张、疲劳等诱发。

（四）治疗

心悸较久、较重者需要刺骨，也可经脉、经筋、络脉、骨同时治疗，尤其疑难病证患者，以较轻刺法为主，但要查清原因，分清轻重缓急，与心肌梗死、心衰等重证相鉴别。

1. 刺骨节

（1）部位

$T_3 \sim T_5$ 棘突下旁开 25mm、胸锁关节。

（2）操作：

$T_3 \sim T_5$ 棘突间旁开 25mm：常规运用，$T_3 \sim T_5$ 棘突下旁开 25mm 用刺骨针、长针直刺关节囊，刺破关节囊，上下摩骨，7 日 1 次。

胸锁关节：常规运用，用微铍针、特制针刀等刺入，纵向疏通关节囊，7 日 1 次。

2、刺骨膜

（1）部位

$T_3 \sim T_5$ 棘突、玉枕关、膻中、夹脊关、尾闾关、鸠尾等。

（2）操作

$T_3 \sim T_5$ 棘突：$T_3 \sim T_5$ 棘突压痛处用刺骨针、微铍针、特制针刀等垂直快速刺骨，上下摩骨，5 日 1 次。

玉枕关：用刺骨针、微铍针、特制针刀等快速刺过皮肤，

朝内上方刺骨，上下摩骨，5日1次。

膻中：膻中压痛点用刺骨针垂直快速刺骨，上下摩骨，5日1次。

夹脊关：用刺骨针、微铍针、特制针刀等快速刺过皮肤，垂直刺骨，上下摩骨，5日1次。

尾闾关：用刺骨针、微铍针、特制针刀等快速刺过皮肤，垂直刺至骶骨，上下摩骨，5日1次。

鸠尾：鸠尾部用刺骨针、微铍针、特制针刀等快速刺过皮肤，朝内上方刺骨，上下摩骨，5日1次。

3. 刺骨质

（1）部位

$T_3 \sim T_5$棘突、玉枕关、膻中、夹脊关、尾闾关、鸠尾等，病情较重者选用。

（2）操作

$T_3 \sim T_5$棘突：$T_3 \sim T_5$棘突压痛处用刺骨针、微铍针、特制针刀等垂直快速刺骨，刺入骨内2～3mm，拔出有吸针感，5日1次。

玉枕关：用刺骨针、微铍针、特制针刀等快速刺过皮肤，朝内上方刺骨，刺入骨内2～3mm，拔出有吸针感，5日1次。

膻中：膻中压痛点用刺骨针、微铍针、特制针刀等垂直快速刺骨，刺入骨内2～3mm，拔出有吸针感，不要过深以免刺伤胸内脏器，5日1次。

夹脊关：用刺骨针、微铍针、特制针刀等快速刺过皮肤，垂直刺骨，刺入骨内2～3mm，拔出有吸针感，5日1次。

尾闾关：用刺骨针、微铍针、特制针刀等快速刺过皮肤，

垂直刺至骶骨，刺入骨内 2 ～ 3mm，拔出有吸针感，5 日 1 次。

鸠尾：鸠尾部用刺骨针、微铍针、特制针刀等快速刺过皮肤，朝内上方刺骨，刺入骨内 2 ～ 3mm，拔出有吸针感，注意针刺不要离开骨，以防损伤内脏，5 日 1 次。

十一、咳嗽

（一）概述

咳嗽是指外感或内伤等因素，导致以肺失宣肃，肺气上逆，冲击气道，发出咳声或伴咯痰为临床特征的一种病证。有声无痰称为咳，有痰无声称为嗽，有痰有声谓之咳嗽。临床上多为痰声并见，很难截然分开，故以咳嗽并称。

（二）病因病机

咳嗽由于劳欲、饮食、七情等使经络气血升降失常，肺气不降，或外邪侵袭，郁闭肺经，气逆于上所致。本病病位在肺、肺经，有脏腑病证，也有经络病证，受累经络主要以手太阴经、足太阴经、足少阴经为主，足厥阴经、手少阴经、手阳明经等可涉及，可为单纯经脉病，或经筋病，或络脉病，久病患者必及骨，多为经脉、经筋、络脉、骨同时涉及。

（三）诊断

1. 咳逆有声，或伴咽痒咯痰。

2. 外感咳嗽，起病急，可伴有寒热等表证；内伤咳嗽，每因外感反复发作，病程较长，咳嗽而伴见脏腑病变。

3. 急性期，血白细胞总数和中性粒细胞增高。

4. 听诊可闻及两肺野呼吸音增粗，或伴散在干湿性啰音。

5. 肺部 X 线摄片检查示正常或肺纹理增粗。

（四）治疗

刺经脉，或刺经筋，或刺络脉治疗咳嗽初期效果较好，久病顽固性咳嗽必须配合刺骨，有时刺骨后咳嗽即刻缓解，以较轻刺法为主，也可经脉、经筋、络脉、骨同时治疗，多种刺骨法可选择运用。

1. 刺骨节

（1）部位

$C_7 \sim T_3$ 棘突旁开 15 ～ 25mm、胸锁关节等。

（2）操作

$C_7 \sim T_3$ 棘突下旁：病程较长者 $C_7 \sim T_3$ 棘突下旁开 15 ～ 25mm 用刺骨针、长针直刺关节囊，刺破关节囊，摩骨，7 日 1 次。

胸锁关节：常规运用，用刺骨针、微铍针、特制针刀等纵向直刺关节囊，刺破关节囊，7 日 1 次。

2. 刺骨膜

（1）部位

$C_7 \sim T_3$ 棘突、玉枕关、天突、膻中、夹脊关、尾闾关等，病情较重者选用。

（2）操作

$C_7 \sim T_3$ 棘突：$C_7 \sim T_3$ 棘突压痛处用刺骨针、微铍针、特制针刀等垂直快速刺骨，上下摩骨，5 日 1 次。

玉枕关：用刺骨针、微铍针、特制针刀等快速刺过皮肤，朝内上方刺骨，刺入骨内 2 ～ 3mm，拔出有吸针感，5 日 1 次。

天突：用刺骨针、微铍针、锋针等朝内下直刺胸骨上缘，上下摩骨，只在骨面进行，不要刺到胸内脏器，5 日 1 次。

膻中：用刺骨针、微铍针、特制针刀等垂直快速刺骨，上下摩骨，5 日 1 次。

夹脊关：用刺骨针、微铍针、特制针刀等快速刺过皮肤，垂直刺骨，上下摩骨，5 日 1 次。

尾闾关：用刺骨针、微铍针、特制针刀等快速刺过皮肤，垂直刺至骶骨，上下摩骨，5 日 1 次。

3. 刺骨质

（1）部位

C_7 ～ T_3 棘突、玉枕关、天突、膻中、夹脊关、尾闾关等，重证选用。

（2）操作

C_7 ～ T_3 棘突：C_7 ～ T_3 棘突压痛处用刺骨针、微铍针、特制针刀等垂直快速刺骨，刺入骨内 2 ～ 3mm，拔出有吸针感，5 日 1 次。

玉枕关：用刺骨针、微铍针、特制针刀等快速刺过皮肤，朝内上方刺骨，刺入骨内 2 ～ 3mm，拔出有吸针感，5 日 1 次。

天突：用刺骨针、微铍针、锋针等朝内下直刺胸骨上缘，刺入骨内 2 ～ 3mm，拔出有吸针感，只在骨面进行，不要刺伤胸内脏器，5 日 1 次。

膻中：用刺骨针、微铍针、特制针刀等垂直快速刺骨，刺入骨内 2～3mm，拔出有吸针感，不要过深刺到胸内脏器，5日1次。

夹脊关：用刺骨针、微铍针、特制针刀等快速刺过皮肤，垂直刺骨，刺入骨内 2～3mm，拔出有吸针感，5日1次。

尾闾关：用刺骨针、微铍针、特制针刀等快速刺过皮肤，垂直刺至骶骨，刺入骨内 2～3mm，拔出有吸针感，5日1次。

十二、哮喘

（一）概述

哮喘是常见的慢性疾病，分为喘证与哮证，喘证为气息急促、呼吸困难，甚至张口抬肩、不能平卧的病证，哮证为发作时喉中哮鸣有声，呼吸急促困难、喘息不能平卧的病证，常哮喘并称，为反复发作的痰鸣气喘疾患，发作时喉中哮鸣有声，呼吸气促困难，甚至喘息不能平卧、胸闷、咳嗽等，多在夜间、清晨发作、加剧，遇异味、寒冷等诱发，多数患者可自行缓解或经治疗后缓解。

（二）病因病机

哮喘由于劳欲、饮食、七情等使经气升降失常，肺气不降，或寒邪侵袭，郁闭肺经，痰气搏结，气逆于上，阻塞气道所致。本病病位在肺、肺经。有脏腑病证，涉及脾、肾、心，脾气不能升清、痰浊中阻，肾水不能气化上乘、肾阳不能上

黄帝内经刺骨疗法

温，心阳不能下降，肺失肃降，痰气上逆。也有经络病证，经气升降失常，受累经络是手太阴经、足太阴经、足少阴经、手少阴经、手阳明经等，可为单纯经脉病，或经筋病，或络脉病，久病及骨，多为经脉、经筋、络脉、骨同时涉及。

（三）诊断

1. 症状

发作性伴有哮鸣音的呼气性呼吸困难或发作性咳嗽、胸闷，严重者被迫采取坐位或呈端坐呼吸，干咳或咳大量白色泡沫痰，甚至出现发绀等，哮喘症状可在数分钟内发作，经数小时至数天，用支气管舒张剂后或自行缓解。某些患者在缓解数小时后可再次发作。夜间及凌晨发作和加重是哮喘的特征之一。

2. 体征

发作期胸部呈过度充气状态，胸廓膨隆，叩诊呈过清音、哮鸣音，呼气延长。严重哮喘发作时常有呼吸费力、大汗淋漓、发绀、胸腹反常运动、心率增快、奇脉等体征。

3. 检查

①血常规检查可有嗜酸性粒细胞增高，并发感染者可有白细胞数增高，中性粒细胞比例增高。②痰液检查涂片可见较多嗜酸性粒细胞。③肺功能检查示缓解期肺通气功能多数在正常范围，哮喘发作时，可有肺活量减少、残气量增加、功能残气量和肺总量增加，残气占肺总量百分比增高。经过治疗后可逐渐恢复。④哮喘严重发作时血气分析可有缺氧，PaO_2 和 SaO_2 降低，由于过度通气可使 $PaCO_2$ 下降，pH 值上升，表现为呼

吸性碱中毒。如重症哮喘，病情进一步发展，气道阻塞严重，可有缺氧及二氧化碳潴留，$PaCO_2$上升，表现为呼吸性酸中毒。如缺氧明显，可合并代谢性酸中毒。⑤胸部 X 线检查示早期哮喘发作时可见两肺透亮度增加，呈过度充气状态；缓解期多无明显异常。如并发呼吸道感染，可见肺纹理增加及炎症性浸润阴影。同时要注意肺不张、气胸或纵隔气肿等并发症的存在。

（四）治疗

哮喘为疑难病证，单独取经脉，或经筋，或络脉治疗，多都有一定疗效，要想取得较好疗效必须刺骨，轻重刺骨方法可交替运用，刺骨后症状多有缓解，远期也有较好疗效，也可经脉、经筋、络脉、骨同时治疗。

1. 刺骨节

（1）部位

$C_7 \sim T_3$ 棘突下旁开 25mm、胸锁关节等。

（2）操作

$C_7 \sim T_3$ 棘突下旁开 25mm：常规运用，用刺骨针、长针直刺关节囊，刺破关节囊，7 日 1 次。

胸锁关节：常规运用，用刺骨针、微铍针、特制针刀等纵向直刺关节囊，刺破关节囊，7 日 1 次。

2. 刺骨膜

（1）部位

$C_7 \sim T_3$ 棘突、玉枕关、天突、膻中、夹脊关、尾闾关、四肢相关经脉五输穴近骨压痛点等，常规选用。

（2）操作

$C_7 \sim T_3$ 棘突：$C_7 \sim T_3$ 棘突压痛处用刺骨针、微铍针、特制针刀等垂直快速刺骨，上下摩骨，5日1次。

玉枕关：用刺骨针、微铍针、特制针刀等快速刺过皮肤，朝内上方刺骨，上下摩骨，5日1次。

天突：用刺骨针、微铍针、锋针等朝内下直刺胸骨上缘，上下摩骨，只在骨面进行，不要刺伤胸内脏器，5日1次。

膻中：用刺骨针、微铍针、特制针刀等垂直快速刺骨，上下摩骨，5日1次。

夹脊关：用刺骨针、微铍针、特制针刀等快速刺过皮肤，垂直刺骨，上下摩骨，5日1次。

尾闾关：用刺骨针、微铍针、特制针刀等快速刺过皮肤，垂直刺至骶骨，上下摩骨，5日1次。

四肢相关经脉五输穴近骨压痛点：用微铍针、特制针刀等快速刺过皮肤，垂直刺至骨，上下摩骨，5日1次。

3. 刺骨质

（1）部位

$C_7 \sim T_3$ 棘突、玉枕关、天突、膻中、夹脊关、尾闾关、尾骨、四肢相关经脉五输穴近骨压痛点等，较重者运用。

（2）操作：

$C_7 \sim T_3$ 棘突：$C_7 \sim T_3$ 棘突压痛处用刺骨针垂直快速刺骨，刺入骨内 2 ～ 3mm，拔出有吸针感，5日1次。

玉枕关：用刺骨针、微铍针、特制针刀等快速刺过皮肤，朝内上方刺骨，刺入骨内 2 ～ 3mm，拔出有吸针感，5日1次。

天突：用刺骨针、微铍针、锋针等朝内下直刺胸骨上缘，刺入骨内 2 ～ 3mm，拔出有吸针感，只在骨面进行，不要刺伤胸内脏器，5 日 1 次。

膻中：用刺骨针、微铍针、特制针刀等垂直快速刺骨，刺入骨内 2 ～ 3mm，拔出有吸针感，不要过深以免刺伤胸内脏器，5 日 1 次。

夹脊关：用刺骨针、微铍针、特制针刀等快速刺过皮肤，垂直刺骨，刺入骨内 2 ～ 3mm，拔出有吸针感，5 日 1 次。

尾闾关：用刺骨针、微铍针、特制针刀等快速刺过皮肤，垂直刺至骶骨，刺入骨内 2 ～ 3mm，拔出有吸针感，5 日 1 次。

尾骨：取侧卧肢体屈曲位，用刺骨针、微铍针、特制针刀等快速刺过皮肤，垂直刺至尾骨，刺入骨内 2 ～ 3mm，拔出有吸针感，5 日 1 次。

四肢相关经脉五输穴近骨压痛点：用微铍针、特制针刀等快速刺过皮肤，垂直刺至骨，刺入骨内，5 日 1 次。

4. 刺骨络

（1）部位

尾闾关，常规针刺。

（2）操作

尾闾关：用刺骨针、微铍针、特制针刀等刺骨，震骨法刺入骨内 5 ～ 10mm，出针后可有瘀血流出，加拔火罐，7 日 1 次。

十三、胃痛

（一）概述

胃痛是指以上腹胃脘部近心窝处疼痛为主的病证。又称心痛、心下痛、胃痞等，属于西医慢性胃炎、胃及十二指肠溃疡、胃肠道功能紊乱等。

（二）病因病机

胃痛由于饮食、七情等使经络阻滞不通，或寒邪直中胃脘，或气血不足，胃失所养所致。本病病位在胃、胃经，有脏腑病证，涉及脾、肝，脾失健运、中气阻滞，肝木克土，也有经络病证，经络运行不通，受累经络有足阳明经、足太阴经、足厥阴经等，可为单纯经脉病，或经筋病，或络脉病，顽固性胃痛或久病患者及骨，多为经脉、经筋、络脉、骨同时涉及。

（三）诊断

1. 症状

上腹近心窝处胃脘部疼痛，可有胀痛、刺痛、钝痛、隐痛、闷痛、绞痛等，可为持续性，也可为阵发性，上腹部有不同程度的压痛。

2. 伴有症状

恶心、不欲饮食、纳差、餐后饱胀、反酸、贫血、消瘦等。

3. 检查

胃镜、上消化道钡餐造影、幽门螺杆菌检测等有助诊断。

（四）治疗

胃痛治疗单独取经脉，或经筋，或络脉，多有一定疗效，顽固性胃痛或久病患者需要刺骨，以较轻刺法为主，也可经脉、经筋、络脉、骨同时治疗。

1. 刺骨节

（1）部位

$T_8 \sim T_{12}$ 棘突下旁开 15 ~ 20mm。

（2）操作

病程较长者 $T_8 \sim T_{12}$ 棘突下旁开 15 ~ 20mm 用刺骨针、长针直刺关节囊，刺破关节囊，7 日 1 次。

2. 刺骨膜

（1）部位

$T_8 \sim T_{12}$ 棘突、玉枕关、剑突尖、夹脊关、尾闾关、下肢相关经脉五输穴近骨压痛点等，病情较重者选用。

（2）操作

$T_8 \sim T_{12}$ 棘突：$T_8 \sim T_{12}$ 棘突压痛处用刺骨针垂直快速刺骨，上下摩骨，5 日 1 次。

玉枕关：用刺骨针、微铍针、特制针刀等快速刺过皮肤，朝内上方刺骨，上下摩骨，5 日 1 次。

剑突尖：用刺骨针、微铍针、特制针刀等朝内上直刺至骨，上下摩骨，只在骨面进行，不要刺腹腔脏器，5 日 1 次。

夹脊关：用刺骨针、微铍针、特制针刀等快速刺过皮肤，垂直刺骨，上下摩骨，5 日 1 次。

尾闾关：用刺骨针、微铍针、特制针刀等快速刺过皮肤，垂直刺至骶骨，上下摩骨，5 日 1 次。

下肢相关经脉五输穴近骨压痛点：用微铍针、特制针刀等快速刺过皮肤，垂直刺至骨，上下摩骨，以足太阴经、足阳明经为主，5 日 1 次。

3. 刺骨质

（1）部位

$T_8 \sim T_{12}$ 棘突、玉枕关、夹脊关、尾闾关、鸠尾、下肢相关经脉五输穴近骨压痛点等，重证选用。

（2）操作

$T_8 \sim T_{12}$ 棘突：$T_8 \sim T_{12}$ 棘突压痛处用刺骨针垂直快速刺骨，刺入骨内 2 ～ 3mm，拔出有吸针感，5 日 1 次。

玉枕关：用刺骨针、微铍针、特制针刀等快速刺过皮肤，朝内上方刺骨，刺入骨内 2 ～ 3mm，拔出有吸针感，5 日 1 次。

夹脊关：用刺骨针、微铍针、特制针刀等快速刺过皮肤，垂直刺骨，刺入骨内 2 ～ 3mm，拔出有吸针感，5 日 1 次。

尾闾关：用刺骨针、微铍针、特制针刀等快速刺过皮肤，垂直刺至骶骨，刺入骨内 2 ～ 3mm，拔出有吸针感，5 日 1 次。

鸠尾：用刺骨针、微铍针、特制针刀等快速刺过皮肤，朝内上方刺骨，刺入骨内 2 ～ 3mm，拔出有吸针感，注意针刺不要离开骨，以防损伤内脏，5 日 1 次。

下肢相关经脉五输穴近骨压痛点：以足太阴经、足阳明经为主，用微铍针、特制针刀等快速刺过皮肤，垂直刺至骨，刺入骨内，5 日 1 次。

4. 刺骨络

（1）部位

尾闾关，极少数重证运用。

（2）操作

尾闾关：用刺骨针、微铍针、特制针刀等刺骨，震骨法刺入骨内 5 ～ 10mm，出针后可有瘀血流出，加拔火罐，7 日 1 次。

十四、腹痛

（一）概述

腹痛是指以胃脘以下、耻骨毛际以上的部位发生疼痛为主症的病证。常见于西医肠易激综合征、消化不良、胃肠痉挛，肠粘连、肠道寄生虫等。本病指内科腹痛，外科、妇科腹痛不属此列。

（二）病因病机

腹痛由于饮食、七情、劳倦、外感等使腹部经络阻滞不通，不通则痛，或气血不足，经脉失养所致。本病病位在腹部，涉及大小肠、脾、肝、肾等，受累经络是手足阳明经、足太阴经、足厥阴经、足少阴经、任脉等，可为单纯经脉病，或经筋病，或络脉病，顽固性腹痛或久病患者涉及骨，多为经脉、经筋、络脉、骨同时涉及。

（三）诊断

1. 症状

胃脘以下、耻骨毛际以上部位疼痛，即为腹痛。若因外感，突然剧痛，伴发症状明显者，属于急性腹痛；病因内伤，起病缓慢，痛势缠绵者，则为慢性腹痛。腹痛拘急，疼痛暴作，痛无间断，坚满急痛，遇冷痛剧，得热则减者，为寒痛；痛在脐腹，痛处有热感，时轻时重，或伴有便秘，得凉痛减者，为热痛；腹痛时重时轻，痛处不定，攻冲作痛，伴胸胁不舒，腹胀，嗳气或矢气则胀痛减轻者，属气滞痛；少腹刺痛，痛无休止，痛处不移，痛处拒按，入夜尤甚，伴面色晦暗者为血瘀痛；因饮食不慎，脘腹胀痛，嗳气频作，嗳后稍舒，痛甚欲便，便后痛减者，为伤食痛。暴痛多实，伴腹胀，呕逆，拒按等；虚痛病程较久，痛势绵绵，喜揉喜按。胁腹、两侧少腹多属肝经病证；大腹疼痛，多为脾胃病证，脐腹疼痛多为大小肠病证；脐以下少腹疼痛，多属肾、膀胱、胞宫病证。

2. 病史

根据饮食、情志、受凉等，起病经历，其他伴发症状，以资鉴别何脏何腑受病，明确病变性质。

3. 辅助检查

血常规、胃肠镜、B超等有助诊断。

（四）治疗

顽固性腹痛或久病患者需要刺骨，以较轻刺法为主，也可经脉、经筋、络脉、骨同时交替针刺，但要明确诊断。

1. 刺骨节

（1）部位

T_{11} ～ L_5 棘突下旁开 25mm。

（2）操作

病程较长者 T_{11} ～ L_5 棘突下旁开 25mm 用刺骨针、长针直刺关节囊，刺破关节囊，7 日 1 次。

2. 刺骨膜

（1）部位

T_{11} ～ L_5 棘突、玉枕关、夹脊关、尾闾关、下肢足经五输穴近骨压痛点等，病情较重者选用。

（2）操作

T_{11} ～ L_5 棘突：T_{11} ～ L_5 棘突压痛处用刺骨针垂直快速刺骨，上下摩骨，5 日 1 次。

玉枕关：用刺骨针、微铍针、特制针刀等快速刺过皮肤，朝内上方刺骨，上下摩骨，5 日 1 次。

夹脊关：用刺骨针、微铍针、特制针刀等快速刺过皮肤，垂直刺骨，上下摩骨，5 日 1 次。

尾闾关：用刺骨针、微铍针、特制针刀等快速刺过皮肤，垂直刺至骶骨，上下摩骨，5 日 1 次。

下肢足经五输穴近骨压痛点：用微铍针、特制针刀等快速刺过皮肤，垂直刺至骨，上下摩骨，5 日 1 次。

3. 刺骨质

（1）部位

T_{11} ～ L_5 棘突、玉枕关、夹脊关、尾闾关、曲骨、下肢足经五输穴近骨压痛点等，重证选用。

（2）操作

$T_{11} \sim L_5$ 棘突：$T_{11} \sim L_5$ 棘突压痛处用刺骨针垂直快速刺骨，刺入骨内 2 ～ 3mm，拔出有吸针感，5 日 1 次。

玉枕关：用刺骨针、微铍针、特制针刀等快速刺过皮肤，朝内上方刺骨，刺入骨内 2 ～ 3mm，拔出有吸针感，5 日 1 次。

夹脊关：用刺骨针、微铍针、特制针刀等快速刺过皮肤，垂直刺骨，刺入骨内 2 ～ 3mm，拔出有吸针感，5 日 1 次。

尾闾关：用刺骨针、微铍针、特制针刀等快速刺过皮肤，垂直刺至骶骨，刺入骨内 2 ～ 3mm，拔出有吸针感，5 日 1 次。

曲骨：仰卧位用刺骨针、微铍针、特制针刀等快速刺过皮肤，垂直刺至曲骨，刺入骨内 2 ～ 3mm，5 日 1 次。

下肢足经五输穴近骨压痛点：用微铍针、特制针刀等快速刺过皮肤，垂直刺至骨，刺入骨内，5 日 1 次。

4. 刺骨络

（1）部位

尾闾关，极少数重证选用。

（2）操作

尾闾关用刺骨针、微铍针、特制针刀等刺骨，震骨法刺入骨内约 5 ～ 10mm，出针后可有瘀血流出，加拔火罐，7 日 1 次。

十五、泄泻

（一）概述

泄泻又称腹泻，是以排便次数增多，粪质稀溏、完谷不化，甚至泻出如水样便为主的病证。属古代文献"濡泻""洞泻""溏泄""飧泻"等范畴，见于西医慢性肠炎、肠易激综合征、胃肠功能紊乱、溃疡性结肠炎等。

（二）病因病机

泄泻由于饮食、七情、劳倦、外感等使腹部经络运行失常，升降失调，清浊下注大肠所致。病位在脾胃、大小肠，后期与肝肾关系密切，受累经络是手足阳明经、足太阴经、足厥阴经、足少阴经等，可为单纯经脉病，或经筋病，或络脉病，病久及骨，可为经脉、经筋、络脉、骨同时涉及。

1. 临床表现

大便稀溏，或完谷不化，或粪质清稀，甚至泻出如水样便，大便次数增多，每日数次至十余次。伴有腹胀、腹痛、肠鸣、纳呆等。

2. 病史

多有暴饮暴食、饮食不洁病史。

3. 检查

大便常规检查、大便培养、纤维结肠镜检等有助诊断。

（四）治疗

针刺对于各型、病程新久泄泻都有较好疗效，久病、顽固者必须刺骨，以较轻刺法为主，也可经脉、经筋、络脉、刺骨同时治疗，急性泄泻严重脱水者应配合西医补水治疗，顽固者坚持针刺治疗。

1. 刺骨节

（1）部位

$T_9 \sim L_5$ 棘突下旁开 $15 \sim 25$mm。

（2）操作

病程较长者 $T_9 \sim L_5$ 棘突下旁开 $15 \sim 25$mm 用刺骨针、长针直刺关节囊，刺破关节囊，上下摩骨，7 日 1 次。

2. 刺骨膜

（1）部位

$T_9 \sim L_5$ 棘突、玉枕关、夹脊关、尾闾关、下肢足经五输穴近骨压痛点等，病情较重者选用。

（2）操作

$T_9 \sim L_5$ 棘突：$T_9 \sim L_5$ 棘突压痛处用刺骨针、微铍针、特制针刀等垂直快速刺骨，上下摩骨，5 日 1 次。

玉枕关：用刺骨针、微铍针、特制针刀等快速刺过皮肤，朝内上方刺骨，上下摩骨，5 日 1 次。

夹脊关：用刺骨针、微铍针、特制针刀等快速刺过皮肤，垂直刺骨，上下摩骨，5 日 1 次。

尾闾关：用刺骨针、微铍针、特制针刀等快速刺过皮肤，垂直刺至骶骨，上下摩骨，5 日 1 次。

下肢足经五输穴近骨压痛点：用微铍针、特制针刀等快速刺过皮肤，垂直刺至骨，上下摩骨，5 日 1 次。

3. 刺骨质

（1）部位

$T_9 \sim L_5$ 棘突、玉枕关、夹脊关、尾闾关、下肢足经五输穴近骨压痛点等，重证选用。

（2）操作

$T_9 \sim L_5$ 棘突：$T_9 \sim L_5$ 棘突压痛处用刺骨针、微铍针、特制针刀等垂直快速刺骨，刺入骨内 $2 \sim 3mm$，拔出有吸针感，5 日 1 次。

玉枕关：用刺骨针、微铍针、特制针刀等快速刺过皮肤，朝内上方刺骨，刺入骨内 $2 \sim 3mm$，拔出有吸针感，5 日 1 次。

夹脊关：用刺骨针、微铍针、特制针刀等快速刺过皮肤，垂直刺骨，刺入骨内 $2 \sim 3mm$，拔出有吸针感，5 日 1 次。

尾闾关：用刺骨针、微铍针、特制针刀等快速刺过皮肤，垂直刺至骶骨，刺入骨内 $2 \sim 3mm$，拔出有吸针感，5 日 1 次。

下肢足经五输穴近骨压痛点：用微铍针、特制针刀等快速刺过皮肤，垂直刺至骨，上下摩骨，5 日 1 次。

4. 刺骨络

（1）部位

尾闾关，极少数重证选用。

（2）操作

尾闾关：用刺骨针、微铍针、特制针刀等刺骨，震骨法刺入骨内 $5 \sim 10mm$，出针后可有瘀血流出，加拔火罐，7 日 1 次。

十六、胁痛

（一）概述

胁痛是以一侧或两侧胁肋部疼痛为主的病证，多见于肋间神经痛、急慢性胆囊炎、急慢性肝炎等病。

（二）病因病机

胁痛由于饮食、七情、劳欲、外伤等使胁部经络运行不通，不通则痛，或经脉不足，不荣则痛所致。病位在胁肋，脏腑与肝胆关系密切，受累经络是手足少阳经、足厥阴经等，可为单纯经脉病，或经筋病，或络脉病，久病及骨，可为经脉、经筋、络脉、骨同时涉及。

（三）诊断

1. 症状

一侧或两侧胁肋部疼痛，可为胀痛、刺痛、隐痛、闷痛、窜痛等，局部可有压痛。

2. 伴有症状

急躁易怒、胸闷、腹胀、嗳气、呃逆、恶心、纳呆、口苦等。

3. 病史

有七情内伤、饮食不节、感受外湿、胁部损伤等病史。

4. 辅助检查

血常规、B超、肝功能等有助诊断。

（四）治疗

胁痛治疗单独取经脉，或经筋，或络脉，大多有一定疗效，顽固性或疑难者需要刺骨，也可针刺经脉、经筋、络脉和刺骨同时治疗，但要分清胁痛原因，结合对因治疗。

1. 刺骨节

（1）部位

$T_7 \sim T_{10}$ 棘突下旁开 15 ～ 25mm、外踝关节。

（2）操作

$T_7 \sim T_{10}$ 棘突下旁开 15 ～ 25mm：病程较长者 $T_7 \sim T_{10}$ 棘突下旁开 15 ～ 25mm 用长针、刺骨针直刺关节囊，刺破关节囊，上下摩骨，7 日 1 次。

外踝关节：常规运用，外踝关节压痛点用刺骨针、微铍针、特制针刀等刺入，疏通关节囊，5 日 1 次。

2. 刺骨膜

（1）部位

$T_7 \sim T_{10}$ 棘突、玉枕关、夹脊关、尾闾关、腓骨颈、肋骨压痛点、足少阳经近骨压痛点等，病情较重者选用。

（2）操作

$T_7 \sim T_{10}$ 棘突：$T_7 \sim T_{10}$ 棘突压痛处用刺骨针、微铍针、特制针刀等垂直快速刺骨，上下摩骨，5 日 1 次。

玉枕关：用刺骨针、微铍针、特制针刀等快速刺过皮肤，朝内上方刺骨，上下摩骨，5 日 1 次。

夹脊关：用刺骨针、微铍针、特制针刀等快速刺过皮肤，垂直刺骨，上下摩骨，5 日 1 次。

尾闾关：用刺骨针、微铍针、特制针刀等快速刺过皮肤，垂直刺至骶骨，上下摩骨，5 日 1 次。

腓骨颈：腓骨颈压痛点用刺骨针刺入，注意避开腓神经，刺至腓骨颈，上下摩骨，5 日 1 次。

肋骨压痛点：用微铍针、特制针刀等快速刺过皮肤，垂直刺至骨，上下摩骨，5 日 1 次。

足少阳经近骨压痛点：用微铍针、特制针刀等快速刺过皮肤，垂直刺至骨，上下摩骨，5 日 1 次。

3. 刺骨质

（1）部位

$T_7 \sim T_{10}$ 棘突、玉枕关、夹脊关、尾闾关、腓骨颈、足少阳经近骨压痛点等，重证选用。

（2）操作

$T_7 \sim T_{10}$ 棘突：$T_7 \sim T_{10}$ 棘突压痛处用刺骨针、微铍针、特制针刀等垂直快速刺骨，刺入骨内 2 ～ 3mm，拔出有吸针感，5 日 1 次。

玉枕关：用刺骨针、微铍针、特制针刀等快速刺过皮肤，朝内上方刺骨，刺入骨内 2 ～ 3mm，拔出有吸针感，5 日 1 次。

夹脊关：用刺骨针、微铍针、特制针刀等快速刺过皮肤，垂直刺骨，刺入骨内 2 ～ 3mm，拔出有吸针感，5 日 1 次。

尾闾关：用刺骨针、微铍针、特制针刀等快速刺过皮肤，垂直刺至骶骨，刺入骨内 2 ～ 3mm，拔出有吸针感，5 日 1 次。

腓骨颈：腓骨颈压痛点用刺骨针刺入，注意避开腓神经，刺至腓骨颈，刺入骨内 2 ～ 3mm，拔出有吸针感，5 日 1 次。

足少阳经近骨压痛点：用微铍针、特制针刀等快速刺过皮肤，垂直刺至骨，上下摩骨，5 日 1 次。

4. 刺骨络

（1）部位

尾闾关，极少数重证选用。

（2）操作

尾闾关：用刺骨针、微铍针、特制针刀等刺骨，震骨法刺入骨内 5 ～ 10mm，出针后可有瘀血流出，加拔火罐,7 日 1 次。

十七、便秘

（一）概述

便秘又称脾约、燥结、秘结等，是指由于大肠传导功能失常，排便时间延长、排便次数减少、粪便量减少、粪便干结、排便费力，常数日一行，甚至非用泻药不能排便等的病证。便秘为临床常见病证，多见于中老年人。

（二）病因病机

便秘由于饮食、七情、年老体虚等使大肠传导不利，或经脉不通，影响大肠传导所致。病位在大肠，与脾、胃、肝、肾、肺等有关，受累经络是手足阳明经、足太阴经、足少阴经、足厥阴经等，可为单纯经脉病，或经筋病，或络脉病，病情顽固者多及骨，为经脉、经筋、络脉、骨同时涉及。

（三）诊断

1. 症状

排便时间或周期延长，便意少，便次也少，排便艰难、费力，排便不畅；大便干结、硬便，排出无力，出而不畅，排便有不净感，伴有腹痛或腹胀、纳呆、头晕、口臭、气短、心悸、失眠、烦躁、多梦、抑郁、焦虑等。

2. 病史

常与外感寒热、七情所伤、饮食失调、坐卧少动、年老体弱、脏腑失调等有关，便秘在人群中的患病率高达 27%，女性多于男性，老年多于青、壮年。

辅助检查多无异常。

（四）治疗

顽固性便秘需要刺骨，以较轻刺法为主，也可针刺经脉、经筋、络脉和刺骨同时治疗，要注意饮食结构。

1. 刺骨节

（1）部位

腰骶棘突下旁开 15 ～ 25mm、骶髂关节。

（2）操作

腰骶棘突下旁开 15 ～ 25mm：病程较长者腰骶棘突下旁开 15 ～ 25mm 用刺骨针、长针直刺关节囊，刺破关节囊，上下摩骨，7 日 1 次。

骶髂关节：病情较重者选用，患侧髂后上棘内 5mm 处为进针点，刺骨针朝外 80° 刺入，刺破骶髂关节囊，顺关节间隙延伸，调节关节间隙，7 日 1 次。

2. 刺骨膜

（1）部位

T_{11} ～ L_5 棘突、玉枕关、夹脊关、尾闾关等，病情较重者选用。

（2）操作

T_{11} ～ L_5 棘突：T_{11} ～ L_5 棘突压痛处用微铍针、特制针刀

等垂直快速刺骨，上下摩骨，5日1次。

玉枕关：用刺骨针、微铍针、特制针刀等快速刺过皮肤，朝内上方刺骨，上下摩骨，5日1次。

夹脊关：用刺骨针、微铍针、特制针刀等快速刺过皮肤，垂直刺骨，上下摩骨，5日1次。

尾闾关：用刺骨针、微铍针、特制针刀等快速刺过皮肤，垂直刺至骶骨，上下摩骨，5日1次。

3、刺骨质

（1）部位

$T_{11} \sim L_5$ 棘突、玉枕关、夹脊关、尾闾关等，重证选用。

（2）操作

$T_{11} \sim L_5$ 棘突：$T_{11} \sim L_5$ 棘突压痛处用微铍针、特制针刀等垂直快速刺骨，刺入骨内 $2 \sim 3$mm，拔出有吸针感，5日1次。

玉枕关：用刺骨针、微铍针、特制针刀等快速刺过皮肤，朝内上方刺骨，刺入骨内 $2 \sim 3$mm，拔出有吸针感，5日1次。

夹脊关：用刺骨针、微铍针、特制针刀等快速刺过皮肤，垂直刺骨，刺入骨内 $2 \sim 3$mm，拔出有吸针感，5日1次。

尾闾关：用刺骨针、微铍针、特制针刀等快速刺过皮肤，垂直刺至骶骨，刺入骨内 $2 \sim 3$mm，拔出有吸针感，5日1次。

4. 刺骨络

（1）部位

尾闾关，极少数重证患者选用。

232

（2）操作

尾闾关：用刺骨针、特制针刀、微铍针等刺骨，震骨法刺入骨内 5 ～ 10mm，出针后可有瘀血流出，加拔火罐，7 日 1 次。

十八、淋证

（一）概述

淋证是以小便频数短涩、淋沥刺痛、欲出未尽、小腹拘急，或引起腰痛为临床表现的病证。西医见于急慢性下尿路感染、急慢性前列腺炎等。根据病因和症状特点不同，可分为热淋、血淋、石淋、气淋、膏淋、劳淋等。

（二）病因病机

淋证由于饮食、七情、年老体虚、房劳过度等使膀胱气化不利，或经脉不利，影响膀胱气化所致。病位在肾、膀胱，还与脾、肝等有关。受累经络是足少阴经、足太阳经、任脉、足太阴经、足厥阴经等，可为单纯经脉病，或经筋病，或络脉病，久病及骨，多为经脉、经筋、络脉、骨同时涉及。

（三）诊断

1. 症状
小便频数，淋沥涩痛，小腹拘急引痛。

2. 伴有症状
低热、腰痛、小腹坠胀、疲劳等。

3. 病史

多见于已婚女性，每因疲劳、情志变化、不洁房事而诱发。

4. 辅助检查

尿常规、B 超、膀胱镜等有助诊断。

（四）治疗

淋证治疗单独取经脉，或经筋，或络脉，多都有一定疗效，久病患者需要刺骨，以较轻刺法为主，也可经脉、经筋、络脉、骨同时治疗，但要分清原因，结合对因治疗，要多饮水。

1. 刺骨节

（1）部位

$T_{11} \sim L_5$ 棘突下旁开 15 ～ 25mm、骶髂关节。

（2）操作

$T_{11} \sim L_5$ 棘突下旁开 15 ～ 25mm：病程较长者 $T_{11} \sim L_5$ 棘突下旁开 15 ～ 25mm 用刺骨针直刺关节囊，刺破关节囊，上下摩骨，7 日 1 次。

骶髂关节：病情较重者选用，患侧髂后上棘内 5mm 处为进针点，刺骨针朝外 80° 刺入，刺破骶髂关节囊，顺关节间隙延伸，调节关节间隙，7 日 1 次。

2. 刺骨膜

（1）部位

玉枕关、夹脊关、尾闾关、尾骨尖、下肢五输穴近骨压痛点等，病情较重者选用。

（2）操作

玉枕关：用刺骨针、微铍针、特制针刀等快速刺过皮肤，朝内上方刺骨，上下摩骨，5日1次。

夹脊关：用刺骨针、微铍针、特制针刀等快速刺过皮肤，垂直刺骨，上下摩骨，5日1次。

尾闾关：用刺骨针、微铍针、特制针刀等快速刺过皮肤，垂直刺至骶骨，上下摩骨，5日1次。

尾骨尖：侧卧位在尾骨尖处用刺骨针、微铍针、特制针刀等朝内上快速刺过皮肤，直刺至尾骨，上下摩骨，不要损伤肛肠，5日1次。

下肢五输穴近骨压痛点：用微铍针、特制针刀等快速刺过皮肤，垂直刺至骨，上下摩骨，5日1次。

3. 刺骨质

（1）部位

玉枕关、夹脊关、尾闾关、尾骨尖、曲骨、下肢五输穴近骨压痛点等，重证选用。

（2）操作

玉枕关：用刺骨针、微铍针、特制针刀等快速刺过皮肤，朝内上方刺骨，刺入骨内2～3mm，拔出有吸针感，5日1次。

夹脊关：用刺骨针、微铍针、特制针刀等快速刺过皮肤，垂直刺骨，刺入骨内2～3mm，拔出有吸针感，5日1次。

尾闾关：用刺骨针、微铍针、特制针刀等快速刺过皮肤，垂直刺至骶骨，刺入骨内2～3mm，拔出有吸针感，5日1次。

尾骨尖：取侧卧位在尾骨尖处用刺骨针、微铍针、特制

针刀等朝内上快速刺过皮肤，直刺至尾骨，较易刺入骨内
2～3mm，拔出有吸针感，不要损伤肛肠，5日1次。

曲骨：取仰卧位用刺骨针、微铍针、特制针刀等快速刺过
皮肤，垂直刺至曲骨，刺入骨内2～3mm，5日1次。

下肢五输穴近骨压痛点：用微铍针、特制针刀等快速刺过
皮肤，垂直刺至骨，刺入骨内，5日1次。

4. 刺骨络

（1）部位

尾闾关，极少数重证患者选用。

（2）操作

尾闾关用刺骨针、微铍针、特制针刀等刺骨，震骨法刺入
骨内5～10mm，出针后可有瘀血流出，加拔火罐，7日1次。

十九、慢性前列腺炎

（一）概述

前列腺炎包括细菌性前列腺炎和非细菌性前列腺炎两部
分，慢性前列腺炎是由于前列腺炎失治误治，长时间不愈，以
尿频、尿急、尿痛等长时间反复发作、缠绵难愈为主要症状的
病证，属于淋浊、白浊、尿精、白淫等病的范畴。刺骨疗法治
疗慢性前列腺炎疗效肯定。

（二）病因病机

慢性前列腺炎由于饮食、思虑、房劳等使膀胱泌别失职，
或经脉不利，影响膀胱气化所致。病位在肾、膀胱，还与脾、

肝等有关。受累经络是足少阴经、足太阳经、任脉、足太阴经、足厥阴经等，可为单纯经脉病，或经筋病，或络脉病，顽固性病证多至骨，多为经脉、经筋、络脉、骨同时涉及。

（三）诊断

1. 尿频、尿急、尿痛

这是最常见的前列腺炎的症状，尿频，且逐渐加重，尤其是夜尿次数增多，受凉、饮酒、劳累等可加重病情。

2. 进行性排尿障碍

前列腺炎的症状主要为起尿缓慢，排尿费力，射尿无力，尿线细小，尿流滴沥，分段排尿及排尿不尽等，

3. 盆骶疼痛

盆骶疼痛表现极其复杂，疼痛一般位于耻骨上、腰骶部及会阴部，放射痛可表现为尿道、精索、睾丸、腹股沟、腹内侧部疼痛，向腹部放射酷似急腹症，沿尿路放射酷似肾绞痛。

4. 肾功能不全症状

慢性前列腺炎患者晚期由于长期尿路阻塞而导致肾功能减退，出现食欲不振、恶心、呕吐及贫血等症状。

5. 性功能障碍

前列腺炎可引起性欲减退和射精痛、射精过早症，并影响精液质量，在排尿后或大便时还可以出现尿道口流白，合并精囊炎时可出现血精。

6. 检查

直肠指诊前列腺呈饱满、增大、质地柔软、有轻度压痛。患病时间较长的，前列腺会变小、变硬、质地不均匀，有小

硬结。

EPS 常规检查前列腺液的白细胞数量 >10 个 / 视野，可诊为前列腺炎，特别是前列腺液中发现含有脂肪的巨噬细胞，基本可确诊前列腺炎。

B 超检查显示前列腺组织结构界限不清楚、紊乱，可以提示前列腺炎。

（四）治疗

慢性前列腺炎多为久病患者，顽固性病证需要刺骨，以较轻刺法为主，也可经脉、经筋、络脉、骨同时治疗，尤其疑难病证患者，联合治疗才能取得较好疗效。

1. 刺骨节

（1）部位

涉及关节，如骶髂关节、脊椎后关节等。

（2）操作

骶髂关节：病程较长者选用，患侧髂后上棘内 5mm 处为进针点，刺骨针朝外 80° 刺入，刺破骶髂关节囊，顺关节间隙延伸，调节关节间隙，7 日 1 次。

脊椎后关节：$L_2 \sim S_1$ 棘突下旁约 25mm，用长针、刺骨针输刺刺破关节囊，针刺骨膜，7 日 1 次。

2. 刺骨膜

（1）部位

玉枕关、夹脊关、尾间关、尾骨尖、三阴交、下肢足经五输穴近骨压痛点等，使用刺骨疗法时选用。

（2）操作

玉枕关：用刺骨针、微铍针、特制针刀等快速刺过皮肤，朝内上方刺骨，上下摩骨，5日1次。

夹脊关：用刺骨针、微铍针、特制针刀等快速刺过皮肤，垂直刺骨，上下摩骨，5日1次。

尾闾关：用刺骨针、微铍针、特制针刀等快速刺过皮肤，垂直刺至骶骨，上下摩骨，5日1次。

尾骨尖：取侧卧位在尾骨尖用刺骨针、微铍针、特制针刀等朝内上快速刺过皮肤，直刺至尾骨，上下摩骨，注意不要刺伤肛肠，5日1次。

三阴交：三阴交压痛点用刺骨针、微铍针、特制针刀等朝外刺骨，上下摩骨，5日1次。

下肢足经五输穴近骨压痛点：用微铍针、特制针刀等快速刺过皮肤，垂直刺至骨，上下摩骨，以足少阴、厥阴、太阳为主，5日1次。

3. 刺骨质

（1）部位

玉枕关、夹脊关、尾闾关、尾骨尖、三阴交、曲骨、下肢足经五输穴近骨压痛点等，病情较重者选用。

（2）操作

玉枕关：用刺骨针、微铍针、特制针刀等快速刺过皮肤，朝内上方刺骨，刺入骨内2～3mm，拔出有吸针感，5日1次。

夹脊关：用刺骨针、微铍针、特制针刀等快速刺过皮肤，垂直刺骨，刺入骨内2～3mm，拔出有吸针感，5日1次。

尾闾关：用刺骨针、微铍针、特制针刀等快速刺过皮肤，

垂直刺至骶骨，刺入骨内2～3mm，拔出有吸针感，5日1次。

尾骨尖：取侧卧位在尾骨尖用刺骨针、微铍针、特制针刀等朝内上快速刺过皮肤，直刺至尾骨，较易刺入骨内2～3mm，拔出有吸针感，注意不要刺伤肛肠，5日1次。

三阴交：三阴交压痛点用刺骨针、微铍针、特制针刀等朝外刺骨，刺入骨内2～3mm，拔出有吸针感，5日1次。

曲骨：取仰卧位用刺骨针、微铍针、特制针刀等快速刺过皮肤，垂直刺至曲骨，刺入骨内2～3mm，5日1次。

下肢足经五输穴近骨压痛点：用微铍针、特制针刀等快速刺过皮肤，垂直刺至骨，刺入骨内，5日1次。

4. 刺骨络

（1）部位

尾间关，极少数重证患者选用。

（2）操作

尾间关：用刺骨针、微铍针、特制针刀等刺骨，震骨法刺入骨内5～10mm，出针后可有瘀血流出，加拔火罐，7日1次。

二十、阳痿

（一）概述

阳痿又称勃起功能障碍、阴痿，是指在有性欲要求时，阴茎不能勃起或勃起不坚，或者虽然有勃起且有一定程度的硬度，但不能保持性交的足够时间，因而妨碍性交或不能完成性交。阳痿分先天性和病理性两种，前者不多见，不易治愈；后者多见，而且治愈率高，常与早泄、遗精并见。

（二）病因病机

阳痿由于手淫、房劳、思虑忧伤、惊吓等使宗筋失职，或经脉不利，影响宗筋功能，甚至阳事不举所致。病位在宗筋，与肾、心、脾、肝等有关。受累经络是足少阴经、足太阳经、任脉、足太阴经、足厥阴经、手少阴经等，可为单纯经脉病，或经筋病，或络脉病，顽固性病证多及骨，多为经脉、经筋、络脉、骨同时涉及。

（三）诊断

阳痿分为心理性或器质性，心理性阳痿往往多见于青壮年，有精神心理创伤史者表现为突发、间断或境遇性阳痿，夜间或自慰时可有正常勃起，性欲、射精功能多无变化，无外伤、手术、慢性病或长期服药史。器质性阳痿主要表现为阴茎在任何情况下都不能勃起、发病多较缓，且呈进行性加重。此外，伴有相应器质性疾病的症状，如糖尿病等。

1. 成年男子性交时，阴茎痿而不举，或举而不坚，或坚而不久，无法进行正常性生活。但须除外阴茎发育不良引起的性交不能。

2. 常有神疲乏力，腰酸膝软，畏寒肢冷，夜寐不安，精神苦闷，胆怯多疑，或小便不畅，滴沥不尽等症。

3. 本病常有房劳过度、手淫频繁、久病体弱，或有消渴、惊悸、郁证等病史。

（四）治疗

阳痿多为功能性疾病，治疗单独取经脉，或经筋，或络脉，多都有一定疗效，顽固性者需要刺骨，以较轻刺法为主，也可经脉、经筋、络脉、骨同时治疗，器质性疾病不在治疗范围之内。

1. 刺骨节

（1）部位

腰骶棘突下旁开 15 ～ 25mm、骶髂关节。

（2）操作

腰骶棘突下旁开 15 ～ 25mm：病程较长者腰骶棘突下旁开 15 ～ 25mm 用刺骨针、长针直刺关节囊，刺破关节囊，7 日 1 次。

骶髂关节：病情较重者选用，患侧髂后上棘内 5mm 处为进针点，刺骨针朝外 80° 刺入，刺破骶髂关节囊，顺关节间隙延伸，调节关节间隙，7 日 1 次。

2. 刺骨膜

（1）部位

百会、玉枕关、夹脊关、尾闾关、尾骨尖、曲骨、三阴交、下肢足经五输穴近骨压痛点等，病情较重者选用。

（2）操作

百会：用刺骨针、微铍针、特制针刀等垂直快速刺骨，上下摩骨，5 日 1 次。

玉枕关：用刺骨针、微铍针、特制针刀等快速刺过皮肤，朝内上方刺骨，上下摩骨，5 日 1 次。

夹脊关：用刺骨针、微铍针、特制针刀等快速刺过皮肤，垂直刺骨，上下摩骨，5 日 1 次。

尾闾关：用刺骨针、微铍针、特制针刀等快速刺过皮肤，垂直刺至骶骨，上下摩骨，5 日 1 次。

尾骨尖：取侧卧位在尾骨尖用刺骨针、微铍针、特制针刀等朝内上快速刺过皮肤，直刺至尾骨，上下摩骨，5 日 1 次。

曲骨：用刺骨针、微铍针、特制针刀等朝下刺骨，上下摩骨，5 日 1 次。

三阴交：三阴交压痛点用刺骨针、微铍针、特制针刀等朝外刺骨，上下摩骨，5 日 1 次。

下肢足经五输穴近骨压痛点：用微铍针、特制针刀等快速刺过皮肤，垂直刺至骨，上下摩骨，以足少阴、太阳为主，5 日 1 次。

3. 刺骨质

（1）部位

百会、玉枕关、夹脊关、尾闾关、尾骨尖、曲骨、三阴交、下肢足经五输穴近骨压痛点等，重证患者选用。

（2）操作：

百会：用刺骨针、微铍针、特制针刀等垂直快速刺骨，刺入骨内 2～3mm，拔出有吸针感，5 日 1 次。

玉枕关：用刺骨针、微铍针、特制针刀等快速刺过皮肤，朝内上方刺骨，刺入骨内 2～3mm，拔出有吸针感，5 日 1 次。

夹脊关：用刺骨针、微铍针、特制针刀等快速刺过皮肤，垂直刺骨，刺入骨内 2～3mm，拔出有吸针感，5 日 1 次。

尾闾关：用刺骨针、微铍针、特制针刀等快速刺过皮肤，

垂直刺至骶骨，刺入骨内 2～3mm，拔出有吸针感，5 日 1 次。

尾骨尖：取侧卧位在尾骨尖用刺骨针、微铍针、特制针刀等朝内上快速刺过皮肤，直刺至尾骨，较易刺入骨内 2～3mm，拔出有吸针感，5 日 1 次。

曲骨：用刺骨针、微铍针、特制针刀等朝下刺骨，刺入骨内 2～3mm，拔出有吸针感，5 日 1 次。

三阴交：三阴交压痛点用刺骨针、微铍针、特制针刀等朝外刺骨，刺入骨内 2～3mm，拔出有吸针感，5 日 1 次。

下肢足经五输穴近骨压痛点：用微铍针、特制针刀等快速刺过皮肤，垂直刺至骨，上下摩骨，刺入骨内，5 日 1 次。

4. 刺骨络

（1）部位

尾闾关，极少数重证患者选用。

（2）操作

尾闾关：用刺骨针、微铍针、特制针刀等刺骨，震骨法刺入骨内 5～10mm，出针后可有瘀血流出，加拔火罐，7 日 1 次。

黄帝内经刺骨疗法

第十三章　风湿病

一、类风湿性关节炎

（一）概述

类风湿关节炎（RA）是一种常见的以关节组织慢性炎症为主要表现的系统性自身免疫性疾病。本病临床表现为双手、腕、膝和足关节等小关节受累为主的对称性、持续性关节炎。受累关节疼痛、肿胀、功能下降，病变呈持续、反复过程。病变关节主要病理表现为炎细胞浸润、滑膜增生、血管易形成以及由此导致的软骨和骨的损伤，最终导致关节畸形和功能丧失。RA 在我国的发病率为 0.32% ～ 0.36%，可发生于任何年龄，随着年龄增加发病率也逐步增加。一般女性多发，发病高峰在 45 ～ 50 岁。病程缠绵、反复，致残率高。属于痹病范畴，与历节病、风湿、鹤膝风等病相似，刺骨疗法疗效肯定。

（二）病因病机

类风湿性关节炎由于正气不足，外邪侵袭等使经络痹阻不通，聚于关节所致。初期为经络病变，可为单纯经脉病，或经筋病，或络脉病，多为经脉、经筋、络脉同时涉及，经络根据病变关节部位，涉及多条经络，涉及手足三阳经、手足三阴经，后期多涉及骨，出现关节变形、软组织骨化、骨融合，可影响多个脏腑，如心、肺、肝、肾、脾等。治疗单独取经脉，或经筋，或络脉，多都有一定疗效，多数需要刺骨，多经脉、经筋、络脉、骨同时治疗。

（三）诊断

好发于女性，发病率为男性的 2 ～ 3 倍。可发生于任何年龄，高发年龄为 40 ～ 60 岁。临床常见以下几种类型：急进型：起病急骤，症情严重，愈发愈甚，持续发展，甚则病情难以控制，直至关节变形致残，卧床不起，生活不能自理，约占10%；波浪型：病情起伏，波动不稳，缠绵不休，缓解与复发交替出现，迁延多年，对机体消耗甚大，造成全身状况差，形体消瘦，影响患者情绪，此型患者占绝大多数；弛缓型：发病起始重笃，经过及时治疗，病情得到控制，然后逐渐趋向缓和、稳定，甚至自然缓解。这类病型占 10% ～ 15%。

1. 晨僵

晨僵是本病的重要诊断依据之一，即患者晨起后或经过一段时间停止活动后，受累关节出现僵硬，活动受限。是由于患者不活动，关节周围组织水肿所致。随着关节活动增加，组织间液逐渐吸收，而使晨僵缓解。晨僵首先发生于手部关节，僵硬不适，不能握拳，随病情进展，可出现全身关节的僵硬感。晨僵的时间与病变程度相一致。

2. 疼痛

本病最突出的症状是疼痛，程度与病变轻重和个体耐受性有关，常因天气变化、寒冷刺激、情绪波动、疲劳等而加重。

是由于滑膜炎症引起关节腔内压增高和炎症代谢产物堆积,产生对游离神经末梢过度的伤害性刺激所致。初期可表现为指、腕、趾、踝等小关节游走性疼痛。一旦关节肿胀,则疼痛开始相对固定,往往持续 6 周以上,而且当这个关节症状尚未消失时,另外关节又出现疼痛,即此处未消,他处又起。疼痛往往呈多发性、对称性。随着病变进展,肘、肩、膝、髋、颈椎可相继受累。活动期疼痛剧烈、持续,压痛明显,而缓解期多为钝痛。

3. 肿胀

由于关节腔内渗出液增多,滑膜增生以及关节周围软组织炎性改变所致。关节周围均匀性肿大,少数患者出现发红。肿胀在四肢小关节显而易见,手指近端指间关节梭形肿胀是类风湿性关节炎的特征性改变,多发生在中指。其次肿胀可出现在掌指关节和腕关节。

4. 活动障碍

活动障碍为本病常见的体征。早期常由于炎性渗出、疼痛、肿胀而出现活动受限,肿胀消失后活动功能恢复正常。随着病情发展,关节周围肌肉萎缩,滑膜绒毛状增生的肉芽组织压迫和消蚀软骨后使关节间隙变窄,而活动受限。如果继续发展,关节内发生纤维及骨性融合,最终会使关节活动功能完全丧失。

5. 关节畸形

晚期表现为关节畸形。由于关节周围肌肉、韧带等破坏,会使关节产生某种特殊的畸形和运动异常。

6. 皮下结节

20% 的患者出现皮下结节，多出现于关节隆突部位，如肘关节鹰嘴处，腕及指部伸侧，也可见于滑膜囊和腱鞘部位。呈圆形或卵圆形，一般直径 2～3 mm。质地坚硬，无触痛，在皮下可自由移动，也可与深层组织黏附。

7. 类风湿性血管炎

为血管的炎性改变，管腔狭窄，血栓形成，血管闭塞。表现为指趾坏疽、甲床瘀斑和内脏损害等。

8. 其他全身并发症

常伴有全身疲乏感、食欲不振、消瘦、手足麻木和刺痛等。心脏损害表现为心包炎、心肌炎、心内膜炎和全心炎，肺损害表现为类风湿性胸膜炎、弥散性肺间质纤维化、类风湿尘肺等。眼损害表现为巩膜炎、角膜结膜炎、穿孔性巩膜软化。本病还可发生神经系统、血液系统、消化系统的多脏器损害。

9. 辅助检查

血沉：活动期血沉明显增快，随病情缓解而下降。

C- 反应蛋白：RA 时 C- 反应蛋白普遍升高，与病情密切相关。

类风湿因子 (RF)：RF 多阳性。

X 线检查：Ⅰ期，正常或关节端骨质疏松；Ⅱ期，关节端骨质疏松，偶有关节软骨下囊样破坏或骨侵蚀改变；Ⅲ期，明显的关节软骨下囊样破坏，关节间隙狭窄，关节半脱位等畸形；Ⅳ期，除Ⅱ、Ⅲ期改变外，合并有纤维性或骨性强直。

（四）治疗

类风湿性关节炎为疑难病证，病程较长，久病、顽固性患者出现骨质破坏者，需要刺骨，多种刺法交替运用，可配合其他刺法，活动期宜配合西药治疗。

1. 刺骨节

（1）部位

涉及关节，如肩关节、肘关节、腕关节、指间关节、骶髂关节、髋关节、膝关节、踝（趾）间关节、脊椎后关节等，常规选用。

（2）操作

肩关节：肩关节压痛点顺肌肉方向用微铍针、特制针刀刺入，多个部位依次针刺，刺破关节囊，5 日 1 次。

肘关节：肘关节压痛点顺肌肉方向用微铍针、特制针刀刺入，多个痛点依次针刺，刺破关节囊，5 日 1 次。

腕关节：腕关节压痛点顺肌肉方向用小刀刺入，多个痛点依次针刺，刺破关节囊，5 日 1 次。

指（趾）间关节：指（趾）关节压痛点顺肌肉方向用小针刀刺入，多个指（趾）间关节依次针刺，刺破关节囊，5 日 1 次。

骶髂关节：患侧髂后上棘内 5mm 处为进针点，刺骨针朝外 80° 刺入，刺破骶髂关节囊，顺关节间隙延伸，调节关节间隙，7 日 1 次。

膝关节：髌骨周缘压痛等阳性反应点进针，以髌骨内下、外下为主，用刺骨针、微铍针、特制针刀等斜刺、直刺刺破关节囊，疏通关节即可，治疗点较多，分次治疗，5日1次。

踝关节：踝关节进针点选择与膝关节内外翻相反，即膝内翻悬选外踝，膝外翻悬选内踝，踝关节前下、内下为进针点，用刺骨针、微铍针、特制针刀等刺入，刺破踝关节囊，上下摩骨，加强刺激，5日1次。

脊椎后关节：上肢疼痛 $C_4 \sim T_1$ 棘突下旁开约25mm、下肢疼痛 $L_2 \sim S_1$ 棘突下旁开约25mm，用长针、刺骨针输刺刺破关节囊，针刺骨膜，7日1次。

2. 刺骨膜

（1）部位

玉枕关、夹脊关、尾闾关、脊椎棘突、胸骨、肱骨大小结节、髂后上棘、股骨、髌骨、胫骨、腧穴压痛点等，病情较重者选用。

（2）操作

玉枕关：用刺骨针、微铍针、特制针刀等快速刺过皮肤，朝内上方刺骨，上下摩骨，5日1次。

尾闾关：用刺骨针、微铍针、特制针刀等快速刺过皮肤，垂直刺至骶骨，上下摩骨，5日1次。

夹脊关：用刺骨针、微铍针、特制针刀等快速刺过皮肤，垂直刺骨，上下摩骨，5日1次。

脊椎棘突：脊椎棘突压痛处用刺骨针、微铍针、特制针刀等快速刺过皮肤，垂直刺至脊椎棘突，上下摩骨，5日1次。

胸骨：胸骨正中（膻中）用刺骨针、微铍针、特制针刀等垂直直刺至骨，上下摩骨，5日1次。

肱骨大小结节：肱骨大小结节压痛点用刺骨针、微铍针、特制针刀等直刺刺骨，上下摩骨，5 日 1 次。

髂后上棘：用刺骨针、微铍针、特制针刀等快速刺过皮肤，垂直刺至髂后上棘，上下摩骨，5 日 1 次。

股骨：股骨压痛点用刺骨针、微铍针、特制针刀等快速刺过皮肤，垂直刺至股骨，上下摩骨，5 日 1 次。

髌骨：髌骨面选 2 ～ 3 点，用刺骨针、微铍针、特制针刀等直刺至骨，上下摩骨，5 日 1 次。

胫骨：膝关节下胫骨内外侧干骺间选 2 点，用刺骨针、微铍针、特制针刀等直刺至骨，上下摩骨，5 日 1 次。

腧穴压痛点：软组织较浅多处的腧穴压痛点用刺骨针、微铍针、特制针刀等垂直刺入，上下摩骨，5 日 1 次。

3. 刺骨质

（1）部位

玉枕关、夹脊关、尾闾关、脊椎棘突、胸骨、肱骨大小结节、髂后上棘、股骨、髌骨、胫骨、腧穴压痛点等，重证患者选用。

（2）操作

玉枕关：用刺骨针、微铍针、特制针刀等快速刺过皮肤，朝内上方刺骨，刺入骨内 2 ～ 3mm，拔出有吸针感，5 日 1 次。

尾闾关：用刺骨针、微铍针、特制针刀等快速刺过皮肤，垂直刺至骶骨，刺入骨内 2 ～ 3mm，拔出有吸针感，5 日 1 次。

夹脊关：用刺骨针、微铍针、特制针刀等快速刺过皮肤，垂直刺骨，刺入骨内 2 ～ 3mm，拔出有吸针感，5 日 1 次。

脊椎棘突：脊柱棘突压痛处用刺骨针、微铍针、特制针刀等快速刺过皮肤，垂直刺至腰椎棘突，刺入骨内 2 ～ 3mm，拔出有吸针感，5日1次。

胸骨：胸骨正中（膻中）压痛点用刺骨针、微铍针、特制针刀等垂直直刺至骨，刺入骨内2～3mm，拔出有吸针感，5日1次。

肱骨大小结节：肱骨大小结节压痛点用刺骨针、微铍针、特制针刀等直刺刺骨，刺入骨内2～3mm，拔出有吸针感，5日1次。

髂后上棘：用刺骨针、微铍针、特制针刀等快速刺过皮肤，垂直刺至髂后上棘，刺入骨内2～3mm，拔出有吸针感，5日1次。

股骨：股骨压痛点用刺骨针、微铍针、特制针刀等快速刺过皮肤，垂直刺至股骨，刺入骨内2～3mm，拔出有吸针感，5日1次。

髌骨：髌骨面选2～3点，用刺骨针、微铍针、特制针刀等直刺至骨，刺入骨内2～3mm，拔出有吸针感，5日1次。

胫骨：膝关节下胫骨内外侧干骺间选2点，用刺骨针、微铍针、特制针刀等直刺至骨，刺入骨内2～3mm，拔出有吸针感，5日1次。

腧穴压痛点：相关经脉腧穴软组织较浅者骨压痛点用刺骨针、微铍针、特制针刀等垂直刺入，刺入骨内2～3mm，拔出有吸针感，5日1次。

4. 刺骨络

（1）部位

尾闾关、胫骨等。

黄帝内经刺骨疗法

252

（2）操作

尾闾关：适于其他刺骨法效果欠佳者。用刺骨针、微铍针、特制针刀等刺入骨内 5 ～ 10mm，拔出后有瘀血流出，加拔火罐，7 日 1 次。

胫骨：膝痛久病重证患者选用，胫骨平台下 15mm，胫骨粗隆内侧 25mm 处定点，或者局部痛点，用刺骨针、微铍针、特制针刀等加压刺入，上下摩骨，刺入骨髓腔，针刺骨络，拔出可有大量瘀血流出，加拔火罐，7 日 1 次。

二、强直性脊柱炎

（一）概述

强直性脊柱炎 (AS) 是一种慢性进行性疾病，主要侵犯骶髂关节、脊柱骨突、脊柱旁软组织及外周关节，并可伴发关节外表现，严重者可发生脊柱畸形和关节强直。男性多见，男女比例为 10.6 ∶ 1，女性发病缓慢且病情较轻。发病年龄通常在 18 ～ 22 岁，30 岁以后及 8 岁以前发病者少见，为督脉病证，属于腰痛、痹证等范畴。

（二）病因病机

强直性脊柱炎由于先天督脉空虚，足太阳经阳气不足，加之受凉、劳累，使腰背经络不通，则疼痛、活动受限，与肾、脾、肝等有关，后期影响多个脏腑。受累经络是督脉、足太阳经等，并发症可涉及手足三阴经、手足三阳经，可为单纯经脉病，或经筋病，或络脉病，中后期至骨，以骨的表现为主，出现肌腱、韧带的钙化、骨化、骨的融合，同时又有经脉、经筋、络脉异常。

（三）诊断

1.病史

多发生于 10 ～ 40 岁男性，高峰年龄为 20 ～ 30 岁，40 岁以后发病者少见。女性较男性少见，病情进展比较缓慢。

2.症状

（1）疼痛和功能受限

初发症状常为下腰、臀、髋部疼痛和活动不便（腰僵），阴雨天或劳累后加重，休息或遇热减轻。其疼痛常因腰部扭转、碰撞，或咳嗽、喷嚏而加重。持续数月即缓解消失，随着病变的进展，疼痛和腰僵均变为持续性，卧床休息后不能缓解，疼痛性质变为深部钝痛、刺痛、酸痛或兼有疲劳感，甚至可使患者在凌晨从睡梦中痛醒。疼痛和脊柱活动受限逐渐上行扩展到胸椎和颈椎，只有少部分呈下行性发展。患者可出现胸痛、胸部呼吸运动减弱，胸椎和肋椎关节病变可刺激肋间神经，引起肋间神经痛，易误诊为心绞痛。为减轻疼痛，患者喜欢采取脊柱前屈的姿势，日久脊柱会发生畸形。

（2）其他症状

年龄较小的患者，始发症状为单侧或双侧的膝肿痛、积液，部分患者早期可在大转子、坐骨结节、跟骨结节和耻骨联合等肌腱附着点出现疼痛、压痛或肿胀。约有 20% 的患者呈急骤发病，有较高的体温和明显的全身症状，脊柱、骶髂关节、膝、肩等关节均可同时被累及。如果脊柱和双侧髋、膝关节均在畸形位强直，患者多数被迫卧床不起，如勉强行走必须借助于拐杖或板凳；如强直发生在功能位，患者尚能直立，并能利用身体的转动和小腿关节的背屈和跖屈活动缓慢步行。部分患会有复发性虹膜炎，可引起复发性眼痛和视力减退。

3. 体征

（1）脊柱僵硬和姿势改变

早期可见到平腰（腰椎前凸减少或消失）及腰椎背伸受限；晚期可见到腰椎前凸反向变为后凸，脊柱各方面活动均受到限制。除非髋关节有内收、外展畸形，脊柱侧凸很少见到。晚期有脊柱侧凸时可见到弓弦征，即侧弯活动时，凹侧椎旁肌肉像弓弦一样紧张。患者整个脊柱发展成纤维性或骨性强直时，脊柱活动则完全丧失，脊背呈板状固定，严重者呈驼背畸形，甚至迫使有的患者站立时只能脸向地面，只可向下看不能向前看，更不能向上看，有的患者需由别人牵手引路才敢前行。

（2）胸廓呼吸运动减少

一般认为，胸部的周径扩张度少于 3cm 者为阳性，表示其扩张受限。严重时可消失。

（3）骶髂关节检查法

挤压旋转骶髂关节而引起疼痛，是早期骶髂关节炎可靠的体征。检查骶髂关节一般可使用以下方法。①骨盆分离法：双手压患者髂骨前嵴处向后，向外压迫，使骶髂关节张开。②骨盆挤压法：髂骨嵴处用力向中线挤压髂骨，从而使骶髂关节受到挤压。③骶骨下压法：病人俯卧，检查者用双手压迫骶骨向前。

（4）周围受累关节的体征

早期可见受累关节肿胀、积液和局部皮肤发热，晚期可见各种畸形，髋关节出现屈曲挛缩和内收、外展或旋转畸形，骨性强直机会多；膝可呈屈曲挛缩畸形，常可见到髋膝综合征和站立时的"Z"形姿势。

（5）肌腱附着点病变体征

大转子、坐骨结节、髂骨嵴、耻骨联合和跟骨结节都能发生病变，但因其接近病变的中心发病区，症状、体征易被掩盖。而跟骨结节远离发病中心部位且位置表浅，故症状、体征易引起注意，且特别突出明显。早期即可见跟腱附着处红、肿、热、压痛，可有跛行，如合并跟腱前、后滑膜囊炎，则肿胀更显著。晚期，因骨质增生，可看到或触知局部骨性粗大畸形。

4. 实验室检查

在早期和活动期，80% 的患者血沉增快，在静止期或晚期血沉多降至正常。组织相容抗原 (HLA-B$_{27}$) 为阳性。

5. X 线检查

AS 最早的变化发生在骶髂关节。该处的 X 线片显示软骨下骨缘模糊，骨质糜烂，关节间隙模糊，骨密度增高及关节融合。通常按 X 线片骶髂关节炎的病变程度分为 5 级：0 级正常，I 级可疑，II 级有轻度骶髂关节炎，III 级有中度骶髂关节炎，IV 级为关节融合强直。

（四）治疗

强直性脊柱炎为进行性加重病证，单独取经脉、经筋、络脉进行治疗，多都有一定疗效，中后期发生骨质改变，必须刺骨，才能取得较好疗效，刺骨为常规刺法，可多种刺法交替运用。

1. 刺骨节

（1）部位

相应脊椎后关节，阳性骶髂关节、膝关节、踝关节等。

（2）操作

脊椎后关节：疾病早中期选用，后期强直后无法刺入，相应脊椎棘突下旁开 20～30mm，用刺骨针、长针直刺至后关节囊，刺破关节囊，上下摩骨，加强刺激，7 日 1 次。

骶髂关节：常规选用，患侧髂后上棘内 5mm 处为进针点，刺骨针朝外 80°刺入，刺破骶髂关节囊，顺关节间隙延伸，调节关节间隙，7 日 1 次。

膝关节：常规选用，髌骨周缘压痛点进针，以髌骨内下、外下为主，斜刺、直刺刺破关节囊，疏通关节即可，治疗点较多，可分次治疗，5 日 1 次。

踝关节：常规选用，踝关节前下压痛点为进针点，刺骨针刺入，刺破踝关节囊，朝胫腓骨非关节面上下摩骨，加强刺激，5 日 1 次。

2. 刺骨膜

（1）部位

玉枕关、尾闾关、夹脊关、脊椎棘突压痛点、髂后上棘、大转子、环跳、股骨、腓骨、受累经脉压痛腧穴等，常规选用。

（2）操作

玉枕关：用刺骨针、微铍针、特制针刀等快速刺过皮肤，

朝内上方刺骨，上下摩骨，5日1次。

尾闾关：用刺骨针、微铍针、特制针刀等快速刺过皮肤，垂直刺至骶骨，上下摩骨，5日1次。

夹脊关：夹脊关压痛点用刺骨针、微铍针、特制针刀等快速刺过皮肤，垂直刺骨，上下摩骨，5日1次。

脊椎棘突：脊椎棘突压痛处用刺骨针、微铍针、特制针刀等快速刺过皮肤，垂直刺至脊椎棘突，上下摩骨，5日1次。

髂后上棘：用刺骨针、微铍针、特制针刀等快速刺过皮肤，垂直刺至髂后上棘，上下摩骨，5日1次。

股骨大转子：用刺骨针、微铍针、特制针刀等快速刺过皮肤，垂直刺至大转子，上下摩骨，5日1次。

股骨：股骨压痛点用刺骨针、微铍针、特制针刀等快速刺过皮肤，垂直刺至股骨，上下摩骨，5日1次。

腓骨：腓骨外侧压痛点用刺骨针、微铍针、特制针刀等快速刺过皮肤，垂直刺至腓骨，上下摩骨，5日1次。

受累经脉压痛腧穴：有外周关节、内脏症状，用微铍针、特制针刀等快速刺过皮肤，垂直刺至骨，上下摩骨，5日1次。

3. 刺骨质

（1）部位

玉枕关、尾闾关、夹脊关、股骨、胫骨、脊椎棘突、髂后上棘、大转子，病情较重者选用。

（2）操作

玉枕关：用刺骨针、微铍针、特制针刀等快速刺过皮肤，朝内上方刺骨，刺入骨内2～3mm，拔出有吸针感，5日1次。

尾闾关：用刺骨针、微铍针、特制针刀等快速刺过皮肤，

垂直刺至骶骨，刺入骨内 2 ～ 3mm，拔出有吸针感，5 日 1 次。

夹脊关：用刺骨针、微铍针、特制针刀等快速刺过皮肤，垂直刺骨，刺入骨内 2 ～ 3mm，拔出有吸针感，5 日 1 次。

脊椎棘突：脊椎棘突压痛处用刺骨针、微铍针、特制针刀等快速刺过皮肤，垂直刺至脊椎棘突，刺入骨内 2 ～ 3mm，拔出有吸针感，5 日 1 次。

髂后上棘：用刺骨针、微铍针、特制针刀等快速刺过皮肤，垂直刺至髂后上棘，刺入骨内 2 ～ 3mm，拔出有吸针感，5 日 1 次。

股骨大转子：股骨大转子压痛点用刺骨针、微铍针、特制针刀等快速刺过皮肤，垂直刺至大转子，刺入骨内 2 ～ 3mm，拔出有吸针感，5 日 1 次。

股骨：股骨压痛点用刺骨针、微铍针、特制针刀等快速刺过皮肤，垂直刺至股骨，刺入骨内 2 ～ 3mm，拔出有吸针感，5 日 1 次。

腓骨：腓骨外侧压痛点用刺骨针、微铍针、特制针刀等快速刺过皮肤，垂直刺至腓骨，刺入骨内 2 ～ 3mm，拔出有吸针感，5 日 1 次。

4. 刺骨络

（1）部位

尾闾关，重证患者选用。

（2）操作

尾闾关：用刺骨针、微铍针、特制针刀等刺入骨内 5 ～ 10mm，拔出后有瘀血流出，加拔火罐，7 日 1 次。

三、痛风

（一）概述

痛风是由于嘌呤代谢紊乱、血尿酸增高导致尿酸结晶沉积在关节及皮下组织而引起的一种以急性关节炎、痛风结石形成为临床表现的疾病，严重者可致关节畸形和活动功能障碍，临床特点是高尿酸血症。痛风性关节炎是由痛风引起的突然发生关节红肿和剧痛的炎症，多为指趾外踝关节疼痛难忍，活动受限，易反复发作。近年来随着生活水平的提高，我国痛风发病率逐年升高，成为仅次于糖尿病的代谢病。痛风的发病年龄以40岁左右为主。属于痹证、历节风等范畴。

（二）病因病机

痛风由于正气不足，饮食不节，外邪侵袭等使经络运行不通，痰瘀凝聚，聚于筋骨化热所致。初期为经络病变，可为单纯经脉病，或经筋病，或络脉病，多为经脉、经筋、络脉同时涉及，经络根据病变部位，涉及多条经络，以足三阴经为主，后期涉及骨，出现骨的形态、功能改变，影响多个脏腑，如脾、心、肝、肾等。

（三）诊断

1. 临床表现

（1）无症状高尿酸血症

仅有血清尿酸浓度的增高而无临床症状。只有在发生关节

260

炎时才称为痛风。

（2）急性痛风性关节炎

起病急骤，疼痛剧烈，关节周围软组织出现明显的红肿热痛，痛甚剧烈，甚至不能忍受被褥的覆盖。大关节受累时可有关节渗液，半数以上患者首发于拇趾，跖趾、踝、膝、指、腕、肘关节亦为好发部位，以春秋季节多发，半夜起病者较多。

（3）痛风石及慢性关节炎

尿酸盐在关节内沉积增多，炎症反复发作进入慢性阶段而不能完全消失，引起关节骨质侵蚀及周围组织纤维化，使关节发生僵硬、畸形，活动受限，严重影响关节功能。尿酸盐结晶在关节附近肌腱、腱鞘及皮肤结缔组织中沉积，形成黄白色、大小不一的隆起赘生物，即痛风石，可小如芝麻，大如鸡蛋或更大，典型部位为耳轮。

（4）肾脏病变

临床上长期痛风患者约 1/3 有肾损害，表现为单侧或双侧腰痛、浮肿、血压升高、尿路结石、少尿、无尿、氮质血症、肾衰竭等。

2. 辅助检查

（1）血尿酸测定

正常男性（261.8±59.5）mol/L，女性（202.3±53.4）mol/L。痛风患者高于正常值。

（2）X 线检查

可有软组织肿胀，关节软骨缘破坏，关节面不规则，继之出现关节间隙狭窄，软骨下骨内及骨髓内均见痛风石沉积、骨质疏松，以致骨质呈凿孔样缺损如虫蚀，大小不一，其边缘锐利呈半圆形或连续弧形，边缘可有增生钙化，严重者可有骨折。

（四）治疗

痛风治疗单独取经脉、经筋、络脉，多都有一定疗效。出现关节骨质侵蚀及周围组织纤维化，关节发生僵硬、畸形者需要刺骨，多经脉、经筋、络脉、骨同时治疗，并配合合理饮食。

1. 刺骨节

（1）部位

拇趾关节等。

（2）操作

拇趾等关节红肿处，尤其血络充盈明显处用锋针、微铍针、特制针刀等刺破关节囊、血络，可穿透关节囊，注意避开重要神经，可有瘀血邪毒流出，也可以拔罐以利于痛风石的排出，用无菌辅料包扎，5 日 1 次。

2. 刺骨膜

（1）部位

玉枕关、尾闾关、患病关节周围压痛点，病情较重者选用。

（2）操作

玉枕关：用刺骨针、微铍针、特制针刀等快速刺过皮肤，朝内上方刺骨，上下摩骨，5 日 1 次。

尾闾关：用刺骨针、微铍针、特制针刀等快速刺过皮肤，垂直刺至骶骨，上下摩骨，5 日 1 次。

患病关节周围压痛点：用刺骨针、微铍针、特制针刀等快速刺过皮肤，垂直刺至骨，上下摩骨，5日1次。

3. 刺骨质

（1）部位

玉枕关、尾闾关、患病关节周围压痛点，重证患者选用。

（2）操作

玉枕关：用刺骨针、微钺针、特制针刀等快速刺过皮肤，朝内上方刺骨，刺入骨内2～3mm，拔出有吸针感，5日1次。

尾闾关：用刺骨针、微钺针、特制针刀等快速刺过皮肤，垂直刺至骶骨，刺入骨内2～3mm，拔出有吸针感，5日1次。

患病关节周围压痛点：用刺骨针、微钺针、特制针刀等快速刺过皮肤，垂直刺至骨，刺入骨内2～3mm，拔出有吸针感，5日1次。

4. 刺骨络

（1）部位

尾闾关，少数重证患者选用。

（2）操作

尾闾关：用刺骨针、微钺针、特制针刀等刺入骨内5～10mm，拔出后有瘀血流出，加拔火罐，7日1次。

第十四章　妇科病

一、痛经

（一）概述

痛经为最常见的妇科病证之一，指行经前后或月经期出现下腹部疼痛、坠胀，伴有腰酸或其他不适的病证。痛经分为原发性痛经和继发性痛经两类。原发性痛经指生殖器官无器质性病变的痛经，占痛经 90% 以上；继发性痛经指由盆腔器质性疾病引起的痛经。痛经又称经行腹痛，刺骨疗法对于原发性疗效更好。

（二）病因病机

痛经由于七情损伤、饮食生冷外感风寒导致气血凝聚等阻滞经络，使经络运行不通，或先天不足正气虚弱，经络、胞宫失养所致。病位在胞宫，与肾、肝、脾相关，受累经络是足少阴经、足厥阴经、足太阴经、任脉、足太阳经等，可为单纯经脉病，或经筋病，或络脉病，重症及骨，多为经脉、经筋、络脉、骨同时涉及。

（三）诊断

1. 原发性痛经青春期多见，常在初潮后 1 ～ 2 年内发病。

2. 疼痛多自月经来潮后开始，最早出现在经前 12 小时，以行经第 1 日疼痛最剧烈，持续 2 ～ 3 日后缓解。可呈酸痛、冷痛、胀痛、刺痛、隐痛、坠痛、绞痛、痉挛性痛、撕裂性痛等，过度紧张焦虑、悲伤、过劳或受冷等可使疼痛加重，疼痛常呈痉挛性，位于下腹部耻骨上，可放射至腰骶部和大腿内侧。

3. 可伴有乳房胀痛、肛门坠胀、胸闷、烦躁、悲伤易怒、心惊、失眠、头痛、头晕、恶心、呕吐、胃痛、腹泻、倦怠乏力、面色苍白、四肢冰凉、冷汗淋漓、虚脱昏厥等症状。

4. 妇科检查及辅助检查多无异常发现。

（四）治疗

痛经单独取经脉、经筋、络脉治疗，多都有一定疗效，重证、顽固者需要刺骨，多用较轻刺法，也可经脉、经筋、络脉、骨同时治疗，宜经前数天开始治疗，周期性治疗坚持 3 个月以上。

1. 刺骨节

（1）部位

腰骶棘突下旁开 15 ～ 25mm、骶髂关节。

（2）操作

腰骶棘突下旁：常规选用，病程较长者腰骶棘突下旁开 25mm 刺骨针、长针直刺关节囊，刺破关节囊，上下摩骨，7 日 1 次。

骶髂关节：病情较重者选用，患侧髂后上棘内 5mm 处为进针点，刺骨针朝外 80° 刺入，刺破骶髂关节囊，顺关节间隙延伸，调节关节间隙，7 日 1 次。

2. 刺骨膜

（1）部位

玉枕关、夹脊关、尾闾关、$L_2 \sim L_5$ 棘突、曲骨、三阴交、足三阴经、足三阳经等阳性腧穴，病情较重者选用。

（2）操作

玉枕关：用刺骨针、微铍针、特制针刀等快速刺过皮肤，朝内上方刺骨，上下摩骨，5 日 1 次。

夹脊关：用刺骨针、微铍针、特制针刀等快速刺过皮肤，垂直刺骨，上下摩骨，5 日 1 次。

尾闾关：用刺骨针、微铍针、特制针刀等快速刺过皮肤，垂直刺至骶骨，上下摩骨，5 日 1 次。

$L_2 \sim L_5$ 棘突：用刺骨针、微铍针、特制针刀等垂直快速刺过皮肤，垂直刺至骨，上下摩骨，5 日 1 次。

曲骨：用刺骨针、微铍针、特制针刀等朝下刺骨，上下摩骨，5 日 1 次。

三阴交：三阴交压痛点用刺骨针、微铍针、特制针刀等刺骨，上下摩骨，5 日 1 次。

足三阴、三阳经等阳性腧穴：用刺骨针、微铍针、特制针刀等刺骨，上下摩骨，5 日 1 次。

3. 刺骨质

（1）部位

玉枕关、夹脊关、尾闾关、$L_2 \sim L_5$ 棘突、曲骨、三阴交等，重证患者选用。

（2）操作

玉枕关：用刺骨针、微铍针、特制针刀等快速刺过皮肤，朝内上方刺骨，刺入骨内 2～3mm，拔出有吸针感，5 日 1 次。

夹脊关：用刺骨针、微铍针、特制针刀等快速刺过皮肤，垂直刺骨，刺入骨内 2～3mm，拔出有吸针感，5 日 1 次。

尾闾关：用刺骨针、微铍针、特制针刀等快速刺过皮肤，垂直刺至骶骨，刺入骨内 2～3mm，拔出有吸针感，5 日 1 次。

L_2～L_5 棘突：用刺骨针、微铍针、特制针刀等垂直快速刺过皮肤，垂直刺至骨，刺入骨内 2～3mm，拔出有吸针感，5 日 1 次。

曲骨：用刺骨针、微铍针、特制针刀等朝下刺骨，刺入骨内 2～3mm，拔出有吸针感，5 日 1 次。

三阴交：三阴交压痛点用刺骨针、微铍针、特制针刀等朝外刺骨，刺入骨内，拔出有吸针感，5 日 1 次。

4. 刺骨络

（1）部位

尾闾关，极少数重证患者选用。

（2）操作

尾闾关：用刺骨针、微铍针、特制针刀等刺骨，震骨法刺入骨内 5～10mm，出针后可有瘀血流出，加拔火罐，7 日 1 次。

二、闭经

（一）概述

女子年逾 18 周岁，月经尚未来潮，或月经来潮后又中断 6 个月以上者，除妊娠、哺乳期等生理性闭经外，称为闭经。前者称原发性闭经，后者称继发性闭经，极少女子为暗经，女子年龄 49 岁左右闭经，属正常生理现象。古称女子不月、月事不来、经水不通、经闭等。

（二）病因病机

闭经由于先天不足、七情损伤、感受寒邪、产育失血等导致精血不足，胞宫失养，无血可下，或经络瘀阻，经血无法下行而成。病位在胞宫，与肾、肝、脾、胃相关，受累经络是足少阴经、足厥阴经、足太阴经、任脉、足太阳经、足阳明经等，可为单纯经脉病，或经筋病，或络脉病，或至骨，多为经脉、经筋、络脉、骨同时涉及。

（三）诊断

1. 月经停止 6 个月者即可诊断为闭经，根据病史可进一步确诊原发性闭经或继发性闭经。

2. 闭经原因的诊断较复杂，常用诊断方法有：①询问病史：如经、带、胎、产史、服药史，精神因素、各种疾病等。②体格检查：全身和盆腔检查。③辅助检查：孕酮试验、雌激素试验、卵巢功能和垂体功能检查等。

3.闭经应与早孕鉴别：尿妊娠试验、妇科检查和B超可协助诊断。

（四）治疗

刺骨治疗功能性闭经疗效较好，远期疗效稳定，以较轻刺法为主，对于器质病变引起闭经，只起配合作用，还要采取对因治疗，也可经脉、经筋、络脉、骨同时治疗。

1. 刺骨节

（1）部位

胸腰骶棘突下旁开约25mm、骶髂关节。

（2）操作

胸腰骶棘突下旁：病程较长者在相关胸腰骶棘突下旁开约25mm处用刺骨针、长针直刺关节囊，刺破关节囊，上下摩骨，7日1次。

骶髂关节：病情较重者选用，患侧髂后上棘内5mm处为进针点，刺骨针朝外80°刺入，刺破骶髂关节囊，顺关节间隙延伸，调节关节间隙，7日1次。

2. 刺骨膜

（1）部位

玉枕关、夹脊关、尾闾关、$T_7 \sim T_9$棘突、$L_2 \sim L_5$棘突、曲骨、三阴交，足三阴、三阳经阳性腧穴，病情较重者选用等。

（2）操作

玉枕关：用刺骨针、微铍针、特制针刀等快速刺过皮肤，朝内上方刺骨，上下摩骨，5日1次。

夹脊关：用刺骨针、微铍针、特制针刀等快速刺过皮肤，垂直刺骨，上下摩骨，5日1次。

尾闾关：用刺骨针、微铍针、特制针刀等快速刺过皮肤，垂直刺至骶骨，上下摩骨，5日1次。

$T_7 \sim T_9$ 棘突、$L_2 \sim L_5$ 棘突：$T_7 \sim T_9$ 棘突、$L_2 \sim L_5$ 棘突用刺骨针、微铍针、特制针刀等垂直快速刺过皮肤，垂直刺至骨，上下摩骨，5日1次。

曲骨：用刺骨针、微铍针、特制针刀等朝下刺骨，上下摩骨，5日1次。

三阴交：三阴交压痛点用刺骨针、微铍针、特制针刀等刺骨，上下摩骨，5日1次。

足三阴经、足三阳经阳性腧穴：用刺骨针、微铍针、特制针刀等刺骨，上下摩骨，5日1次。

3. 刺骨质

（1）部位

玉枕关、夹脊关、尾闾关、$T_7 \sim T_9$ 棘突、$L_2 \sim L_5$ 棘突、曲骨、三阴交等，重证患者选用。

（2）操作

玉枕关：用刺骨针、微铍针、特制针刀等快速刺过皮肤，朝内上方刺骨，刺入骨内 2 ～ 3mm，拔出有吸针感，5日1次。

夹脊关：用刺骨针、微铍针、特制针刀等快速刺过皮肤，垂直刺骨，刺入骨内 2 ～ 3mm，拔出有吸针感，5日1次。

尾闾关：用刺骨针、微铍针、特制针刀等快速刺过皮肤，垂直刺至骶骨，刺入骨内 2 ～ 3mm，拔出有吸针感，5日1次。

$T_7 \sim T_9$ 棘突、$L_2 \sim L_5$ 棘突：$T_7 \sim T_9$ 棘突、$L_2 \sim L_5$ 棘突

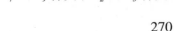
黄帝内经刺骨疗法

用刺骨针、微铍针、特制针刀等垂直快速刺过皮肤，垂直刺至骨，刺入骨内 2 ~ 3mm，拔出有吸针感，5 日 1 次。

曲骨：用刺骨针、微铍针、特制针刀等朝下刺骨，刺入骨内 2 ~ 3mm，拔出有吸针感，5 日 1 次。

三阴交：三阴交压痛点用刺骨针、微铍针、特制针刀等朝外刺骨，刺入骨内 2 ~ 3mm，拔出有吸针感，5 日 1 次。

4. 刺骨络

（1）部位

尾闾关，极少数重证患者选用。

（2）操作

尾闾关：用刺骨针、微铍针、特制针刀等刺骨，震骨法刺入骨内 5 ~ 10mm，出针后有瘀血流出，可加拔火罐，7 日 1 次。

三、乳腺增生症

（一）概念

乳腺增生症是因乳腺上皮和纤维组织增生，乳腺组织导管和乳小叶在结构上的退行性病变及进行性结缔组织的生长而出现的以乳房周期性胀痛、乳房肿块等为临床表现的病证。乳腺增生症是女性最常见的乳房疾病，其发病率占乳腺疾病的首位，近些年来该病发病率呈逐年上升的趋势，年龄也越来越低龄化，多见于 25 ~ 45 岁的女性，乳腺增生中医属于乳癖、乳核、乳痰等范畴。

（二）病因病机

乳腺增生症多因情志不畅导致痰瘀、气血等瘀阻于乳房所致。病位在乳房，与胃、肾、肝、脾等相关，受累经络是足阳明经、足少阴经、足厥阴经、足太阴经、任脉、足太阳经等，可为单纯经脉病，或经筋病，或络脉病，或至骨，多为经脉、经筋、络脉、骨同时涉及。

（三）诊断

1. 乳房周期性疼痛

起初为胀痛，月经前疼痛加剧，行经后疼痛减退或消失，疼痛性质分为胀痛、刺痛、窜痛、隐痛或触痛，严重者月经前后均有持续性疼痛。有时疼痛向腋部、肩背部、上肢等部位放射，疼痛多为双侧，也可单侧，患者常感情志不畅或心烦易怒，遇到生气，情绪变化、劳累及天气变化时加重。

2. 乳房肿块

肿块可发于单侧或双侧乳房内，可为单个或多个，好发于乳房外上象限，亦可见于其他象限。肿块形状有片块状、结节状、条索状、颗粒状等，其中以片块状为多见。肿块边界不明显，质地中等或稍硬韧，活动好，与周围组织无粘连，常有触痛。肿块大小不一，小者如粟粒般大，大者可逾 3 ～ 4cm。乳房肿块也随月经周期而变化，月经前肿块增大变硬，月经来潮后肿块缩小变软。

3. 触痛

乳房可有触压痛，以外上侧及中上部为明显。

4. 乳头溢液

少数患者可出现乳头溢液，为自发溢液，淡黄色或棕色浆液性溢液。

5. 月经失调

本病患者可兼见月经前后不定期，量少或色淡，可伴痛经。

6. 钼靶 X 线检查

结节型见孤立、密集、散在结节，颗粒大小不一。小片状、小球型、半圆型致密团型见密度较高结节，为瘤样增大。大片状、肥厚型以高致密结节为主，边界清楚。

（四）治疗

乳腺增生症治疗取经脉、经筋、络脉，多都有一定疗效，重证需要刺骨，以较轻刺法为主，也可经脉、经筋、络脉、骨同时治疗，要坚持周期性治疗。

1. 刺骨节

（1）部位

$T_4 \sim T_7$ 后关节。

（2）操作

病程较长者在 $T_4 \sim T_7$ 棘突下旁开 15 ~ 20mm 处用刺骨针、长针直刺关节囊，刺破关节囊，上下摩骨，7 日 1 次。

2. 刺骨膜

（1）部位

膻中、玉枕关、夹脊关、尾闾关、$T_4 \sim T_7$ 棘突、三阴交、压痛肋骨、阳性腧穴等，病情较重者选用。

（2）操作

膻中：膻中压痛处用刺骨针、微铍针、特制针刀等垂直刺骨，上下摩骨，5日1次。

玉枕关：用刺骨针、微铍针、特制针刀等快速刺过皮肤，朝内上方刺骨，上下摩骨，5日1次。

夹脊关：用刺骨针、微铍针、特制针刀等快速刺过皮肤，垂直刺骨，上下摩骨，5日1次。

尾闾关：用刺骨针、微铍针、特制针刀等快速刺过皮肤，垂直刺至骶骨，上下摩骨，5日1次。

$T_4 \sim T_7$ 棘突：在 $T_4 \sim T_7$ 棘突压痛点处用刺骨针、微铍针、特制针刀等垂直快速刺过皮肤，垂直刺至骨，上下摩骨，5日1次。

三阴交：三阴交压痛点处用刺骨针、微铍针、特制针刀等朝外刺骨，上下摩骨，5日1次。

肋骨：在肋骨压痛处用刺骨针、微铍针、特制针刀等垂直刺骨，上下摩骨，5日1次。

阳性腧穴：在相关经脉阳性腧穴处用刺骨针、微铍针、特制针刀等刺骨，上下摩骨，以足厥阴、足少阳、足阳明等经为主，5日1次。

3. 刺骨质

（1）部位

膻中、玉枕关、夹脊关、尾闾关、$T_4 \sim T_7$ 棘突、三阴交等，重证患者选用。

（2）操作

膻中：膻中压痛处用刺骨针、微铍针、特制针刀等垂直刺

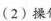

骨，刺入骨内 2 ～ 3mm，拔出有吸针感，5 日 1 次。

玉枕关：用刺骨针、微铍针、特制针刀等快速刺过皮肤，朝内上方刺骨，刺入骨内 2 ～ 3mm，拔出有吸针感，5 日 1 次。

夹脊关：用刺骨针、微铍针、特制针刀等快速刺过皮肤，垂直刺骨，刺入骨内 2 ～ 3mm，拔出有吸针感，5 日 1 次。

尾闾关：用刺骨针、微铍针、特制针刀等快速刺过皮肤，垂直刺至骶骨，刺入骨内 2 ～ 3mm，拔出有吸针感，5 日 1 次。

T_4 ～ T_7 棘突：T_4 ～ T_7 棘突压痛点处用刺骨针、微铍针、特制针刀等垂直快速刺过皮肤，垂直刺至骨，刺入骨内 2 ～ 3mm，拔出有吸针感，5 日 1 次。

三阴交：在三阴交压痛点处用刺骨针、微铍针、特制针刀等朝外刺骨，刺入骨内 2 ～ 3mm，拔出有吸针感，5 日 1 次。

4. 刺骨络

（1）部位

尾闾关，极少数重证患者选用。

（2）操作

尾闾关：用刺骨针、微铍针、特制针刀等刺骨，震骨法刺入骨内 5 ～ 10mm，出针后可有瘀血流出，加拔火罐，7 日 1 次。

四、不孕症

（一）概述

不孕为一年未采取任何避孕措施，性生活正常而没有成功妊娠者。主要分为原发性不孕及继发性不孕。原发性不孕为从未受孕；继发性不孕为曾经怀孕以后又不孕，大约影响到

10% ～ 15% 的育龄夫妇。

（二）病因病机

由于先天不足、房事不节、七情损伤等导致肾气虚弱、精血不足，胞宫失养，或痰瘀阻滞胞宫，故而无以妊子。病位在胞宫，与肾、肝、脾、胃相关，受累经络是足少阴、厥阴、太阴、任脉、冲脉等，可为单纯经脉病，或经筋病，或络脉病，或及骨，多为经脉、经筋、络脉、骨同时涉及。

（三）诊断

有正常性生活的配偶，没有避孕，1 年后仍未怀孕。

1. 月经紊乱

一是经期延长，常见于黄体功能不全及子宫内膜炎症。二是经量改变，经量过多、过少。三是月经周期改变，月经提前或延迟。

2. 白带异常

有阴道炎、宫颈炎、子宫内膜炎、附件炎、盆腔炎及各种性传播疾病存在时会出现白带增多、色黄、有异味、呈豆腐渣样或水样，或伴外阴痒、痛等，而这些疾病又都不同程度地影响受孕。

3. 溢乳

非哺乳期乳房自行或挤压后有乳汁溢出，多提示有下丘脑功能不全、垂体肿瘤、泌乳素瘤或原发性甲状腺功能低下、慢性肾衰竭等疾病，也可以由避孕药及利血平等降压药引起。溢乳常常合并闭经导致不孕。

4. 痛经

子宫内膜异位、盆腔炎、子宫肌瘤、子宫发育不良、子宫位置异常等疾病存在时可出现行经腹痛。

5. 闭经

年龄超过 18 岁尚无月经来潮，月经来潮后又连续停经超过 6 个月。闭经引起的不孕为数不少。

6. 月经前后诸症

少数妇女月经前后周期性出现"经前乳胀""经行头痛""经行泄泻""经行浮肿""经行发热""经行口糜""经前面部痤疮""经行风疹块""经行抑郁或烦躁"等一系列症状，常因内分泌失调而黄体功能不全引起，常可导致不孕。

7. 腹痛

慢性下腹、两侧腹隐痛或腰骶痛，常常是在有盆腔炎、子宫肌炎、卵巢炎、子宫内膜异位症、子宫、卵巢肿瘤时出现。

8. 检查

（1）系统检查

全身检查了解患者的病情，生殖系统检查有视诊、触诊、阴道窥镜检查、内诊，了解女性的阴道、子宫、宫颈、输卵管、卵巢及盆腔的大致情况。

（2）排卵检测

通过基础体温测定以及宫颈黏液检查或激素测定来判断排卵是否正常。

（3）输卵管通畅检查

通过通气检查、输卵管造影等检查，了解输卵管通畅与否，以及子宫输卵管发育是否正常，有无畸形等。

（4）子宫内膜检查

通过子宫内膜活检了解子宫内膜的功能效果。

（5）内分泌功能测定

在月经周期的不同时间做血清雌激素、孕激素水平的测定，了解卵巢功能的情况，测定基础代谢率，了解甲状腺功能。

（四）治疗

单独取经脉、经筋、络脉治疗不孕症有一定疗效，配合刺骨效果更好，以较轻刺法为主，要分清原因，必要时配合其他西医疗法，且要坚持。

1. 刺骨节

（1）部位

腰骶棘突下旁开约 25mm、骶髂关节。

（2）操作

腰骶棘突下旁开约 25mm：病程较长者在腰骶棘突下旁开约 25mm 处用刺骨针直刺关节囊，刺破关节囊，上下摩骨，7日 1 次。

骶髂关节：病情较重者选用，患侧髂后上棘内 5mm 处为进针点，刺骨针朝外 80°刺入，刺破骶髂关节囊，顺关节间隙延伸，调节关节间隙，7 日 1 次。

2. 刺骨膜

（1）部位

玉枕关、夹脊关、尾闾关、$L_2 \sim L_5$ 棘突、曲骨、三阴交、足经阳性腧穴等，病情较重者选用。

（2）操作

玉枕关：用刺骨针、微铍针、特制针刀等快速刺过皮肤，朝内上方刺骨，上下摩骨，5日1次。

夹脊关：用刺骨针、微铍针、特制针刀等快速刺过皮肤，垂直刺骨，上下摩骨，5日1次。

尾闾关：用刺骨针、微铍针、特制针刀等快速刺过皮肤，垂直刺至骶骨，上下摩骨，5日1次。

$L_2 \sim L_5$ 棘突：$L_2 \sim L_5$ 棘突压痛点用刺骨针、微铍针、特制针刀等垂直快速刺过皮肤，垂直刺至骨，上下摩骨，5日1次。

曲骨：用刺骨针、微铍针、特制针刀等朝下刺骨，上下摩骨，5日1次。

三阴交：三阴交压痛点用刺骨针、微铍针、特制针刀等朝外刺骨，上下摩骨，5日1次。

足经阳性腧穴：用刺骨针、微铍针、特制针刀等刺骨，上下摩骨，以足少阴经、足太阳经为主，5日1次。

3. 刺骨质

（1）部位

玉枕关、夹脊关、尾闾关、$L_2 \sim L_5$ 棘突、曲骨、三阴交等，重证患者选用。

（2）操作

玉枕关：用刺骨针、微铍针、特制针刀等快速刺过皮肤，朝内上方刺骨，刺入骨内 $2 \sim 3mm$，拔出有吸针感，5日1次。

夹脊关：用刺骨针、微铍针、特制针刀等快速刺过皮肤，垂直刺骨，刺入骨内 $2 \sim 3mm$，拔出有吸针感，5日1次。

尾闾关：用刺骨针、微铍针、特制针刀等快速刺过皮肤，垂直刺至骶骨，刺入骨内 2～3mm，拔出有吸针感，5 日 1 次。

L₂～L₅ 棘突：L₂～L₅ 棘突压痛点用刺骨针、微铍针、特制针刀等垂直快速刺过皮肤，垂直刺至骨，刺入骨内 2～3mm，拔出有吸针感，5 日 1 次。

曲骨：用刺骨针、微铍针、特制针刀等朝下刺骨，刺入骨内 2～3mm，拔出有吸针感，5 日 1 次。

三阴交：三阴交压痛点用刺骨针、微铍针、特制针刀等朝外刺骨，刺入骨内 2～3mm，拔出有吸针感，5 日 1 次。

4. 刺骨络

（1）部位

尾闾关，极少数重证患者选用。

（2）操作

尾闾关：用刺骨针、微铍针、特制针刀等刺骨，震骨法刺入骨内 5～10mm，出针后可有瘀血流出，加拔火罐，7 日 1 次。

五、更年期综合征

（一）概述

更年期综合征又称围绝经期综合征，指妇女在绝经前后出现的性激素波动或减少所致的一系列以自主神经系统功能紊乱为主，伴有神经心理症状的一组症候群，如月经紊乱、眩晕、耳鸣、烘热汗出、面红潮热、烦躁易怒、肢面浮肿等各种症状，也称绝经前后诸症、经断前后诸症。

（二）病因病机

更年期综合征由于先天不足、劳逸失度、七情损伤等使肾精不足、肾阴阳失去平衡、经络失于协调所致。病位在肾，与肝、脾、心相关，受累经络或虚弱，或郁滞，涉及足少阴经、足厥阴经、足太阴经、任脉、冲脉、足太阳经等，可为单纯经脉病，或经筋病，或络脉病，或涉及骨，可为经脉、经筋、络脉、骨同时涉及。

（三）诊断

1. 好发年龄

多发生于 45 ～ 55 岁。

2. 症状

月经周期改变：月经周期延长，经量减少，最后绝经。或月经周期不规则，经期延长，经量增多，甚至大出血或出血淋漓不断，然后逐渐减少而停止。或月经突然停止。

血管舒缩症状：潮热、出汗，潮热起自前胸，涌向头颈部，然后波及全身，少数妇女仅局限在头、颈和乳房。在潮红的区域患者感到灼热，皮肤发红，紧接着爆发性出汗。持续数秒至数分钟不等，发作频率每天数次至 30 ～ 50 次。夜间或应激状态易促发。

可出现轻重不等的症状，有人在绝经过渡期症状已开始出现，持续到绝经后 2 ～ 3 年，少数人可持续到绝经后 5 ～ 10 年症状才有所减轻或消失。人工绝经者往往在手术后 2 周即可出现围绝经期综合征，术后 2 个月达高峰，可持续 2 年之久。

3. 检查

促卵泡生成激素升高，雌二醇与孕酮水平下降。

（四）治疗

更年期综合征取经脉、经筋、络脉治疗，多都有一定疗效，重证患者需要刺骨，以较轻刺法为主，也可经脉、经筋、络脉、骨同时治疗，可缓解症状，缩短病程。

1. 刺骨节

（1）部位

腰骶棘突下旁开约 25mm、骶髂关节。

（2）操作

腰骶棘突下旁开约 25mm：病程较长者在腰骶棘突下旁开约 25mm 处用刺骨针直刺关节囊，刺破关节囊，上下摩骨，7日1次。

骶髂关节：病情较重者选用，患侧髂后上棘内 5mm 处为进针点，刺骨针朝外 80° 刺入，刺破骶髂关节囊，顺关节间隙延伸，调节关节间隙，7日1次。

2. 刺骨膜

（1）部位

百会、膻中、玉枕关、夹脊关、尾闾关、$L_2 \sim L_5$ 棘突、曲骨、三阴交、足经阳性腧穴等，病情较重者选用。

（2）操作

百会：用刺骨针、微铍针、特制针刀等垂直刺骨，上下摩骨，5日1次。

膻中：用刺骨针、微铍针、特制针刀等垂直刺骨，上下摩骨，5 日 1 次。

玉枕关：用刺骨针、微铍针、特制针刀等快速刺过皮肤，朝内上方刺骨，上下摩骨，5 日 1 次。

夹脊关：用刺骨针、微铍针、特制针刀等快速刺过皮肤，垂直刺骨，上下摩骨，5 日 1 次。

尾闾关：用刺骨针、微铍针、特制针刀等快速刺过皮肤，垂直刺至骶骨，上下摩骨，5 日 1 次。

$L_2 \sim L_5$ 棘突：$L_2 \sim L_5$ 棘突压痛处用刺骨针、微铍针、特制针刀等垂直快速刺过皮肤，垂直刺至骨，上下摩骨，5 日 1 次。

曲骨：用刺骨针、微铍针、特制针刀等朝下刺骨，上下摩骨，5 日 1 次。

三阴交：三阴交压痛点用刺骨针、微铍针、特制针刀等朝外刺骨，上下摩骨，5 日 1 次。

足经阳性腧穴：足三阴三阳经阳性腧穴用刺骨针、微铍针、特制针刀等刺骨，上下摩骨，5 日 1 次。

3. 刺骨质

（1）部位

百会、膻中、玉枕关、夹脊关、尾闾关、$L_2 \sim L_5$ 棘突、曲骨、三阴交等，重证患者选用。

（2）操作

百会：用刺骨针、微铍针、特制针刀等垂直刺骨，刺入骨内 2 ~ 3mm，拔出有吸针感，5 日 1 次。

膻中：用刺骨针、微铍针、特制针刀等垂直刺骨，刺入骨内 2 ~ 3mm，拔出有吸针感，5 日 1 次。

玉枕关：用刺骨针、微铍针、特制针刀等快速刺过皮肤，朝内上方刺骨，刺入骨内 2 ～ 3mm，拔出有吸针感，5 日 1 次。

夹脊关：用刺骨针、微铍针、特制针刀等快速刺过皮肤，垂直刺骨，刺入骨内 2 ～ 3mm，拔出有吸针感，5 日 1 次。

尾闾关：用刺骨针、微铍针、特制针刀等快速刺过皮肤，垂直刺至骶骨，刺入骨内 2 ～ 3mm，拔出有吸针感，5 日 1 次。

L_2 ～ L_5 棘突：L_2 ～ L_5 棘突压痛处用刺骨针、微铍针、特制针刀等垂直快速刺过皮肤，垂直刺至骨，刺入骨内 2 ～ 3mm，拔出有吸针感，5 日 1 次。

曲骨：用刺骨针、微铍针、特制针刀等朝下刺骨，刺入骨内 2 ～ 3mm，拔出有吸针感，5 日 1 次。

三阴交：三阴交压痛点用刺骨针、微铍针、特制针刀等朝外刺骨，刺入骨内 2 ～ 3mm，拔出有吸针感，5 日 1 次。

4. 刺骨络

（1）部位

尾闾关。

（2）操作

极少数重证患者选用，用刺骨针、微铍针、特制针刀等刺骨，震骨法刺入骨内 5 ～ 10mm，出针后有瘀血流出，可加拔火罐，7 日 1 次。

六、带下病

（一）概述

带下病是以阴道分泌物量多为主，带下色白、质稀、味腥，或色黄、质稠如涕如脓，且连绵不断，或伴全身、局部症状的病证。古有五色带之名，尤以白带、黄带为多见。多因脾虚湿热，或寒湿困脾而致冲任不固，带脉失约所致。类似于西医学的阴道炎、子宫颈炎、盆腔炎、卵巢早衰、闭经等疾病引起的带下增多等。

（二）病因病机

带下病由于感受湿邪、饮食劳倦、体质虚弱等使湿邪阻滞经络、脾肾阳虚、湿邪下注、带脉不固所致。病位在胞宫，与肾、脾等相关，既是脏腑病，也是经络病，受累经络是足少阴经、足太阴经、任脉、冲脉、足太阳经等，可为单纯经脉病，或经筋病，或络脉病，或经脉、经筋、络脉合病，重证患者涉及骨。

（三）诊断

1. 病史

患者多有经期、产后不洁、手术后感染、手术切除双侧卵巢、盆腔放疗、肿瘤化疗、产后大出血等病史。

2. 症状

带下量较平时明显增多，色、质、味异常，或伴有外阴、阴道瘙痒、灼热、疼痛等局部症状，或伴有全身症状。

（四）治疗

带下证取经脉、经筋、络脉治疗，多都有一定疗效，久病、重证患者必须刺骨，以较轻刺法为主，可各种刺骨法选择选用。

1. 刺骨节

（1）部位

$T_{11} \sim S_4$ 棘突下旁开 15 ～ 25mm。

（2）操作

$T_{11} \sim S_4$ 棘突下旁开 15 ～ 25mm：病程较久者 $T_{11} \sim S_4$ 棘突下旁开 15 ～ 25mm 处用长针、刺骨针直刺，刺破关节囊至骨，上下摩骨，7 日 1 次。

2. 刺骨膜

（1）部位

玉枕关、夹脊关、尾闾关、$T_{11} \sim L_5$ 棘突、曲骨、三阴交、阴陵泉、相关经脉阳性腧穴等，病情较重者选用。

（2）操作

玉枕关：用刺骨针、微铍针、特制针刀等快速刺过皮肤，朝内上方刺骨，上下摩骨，5 日 1 次。

夹脊关：用刺骨针、微铍针、特制针刀等快速刺过皮肤，垂直刺骨，上下摩骨，5 日 1 次。

尾闾关：用刺骨针、微铍针、特制针刀等快速刺过皮肤，垂直刺至骶骨，上下摩骨，5 日 1 次。

$T_{11} \sim L_5$ 棘突：$T_{11} \sim L_5$ 棘突压痛处用刺骨针、微铍针、特制针刀等垂直快速刺过皮肤，垂直刺至骨，上下摩骨，5 日 1 次。

曲骨：用刺骨针、微铍针、特制针刀等朝下刺骨，上下摩骨，5 日 1 次。

三阴交：三阴交压痛点用刺骨针、微铍针、特制针刀等朝外刺骨，上下摩骨，5 日 1 次。

阴陵泉：阴陵泉压痛点用刺骨针、微铍针、特制针刀等朝外刺骨，上下摩骨，5 日 1 次。

相关经脉阳性腧穴：用刺骨针、微铍针、特制针刀等刺骨，上下摩骨，5 日 1 次。

3. 刺骨质

（1）部位

玉枕关、夹脊关、尾闾关、T_{11} ～ L_5 棘突、曲骨、三阴交、阴陵泉等，重证患者选用。

（2）操作

玉枕关：用刺骨针、微铍针、特制针刀等快速刺过皮肤，朝内上方刺骨，刺入骨内 2 ～ 3mm，拔出有吸针感，5 日 1 次。

夹脊关：用刺骨针、微铍针、特制针刀等快速刺过皮肤，垂直刺骨，刺入骨内 2 ～ 3mm，拔出有吸针感，5 日 1 次。

尾闾关：用刺骨针、微铍针、特制针刀等快速刺过皮肤，垂直刺至骶骨，刺入骨内 2 ～ 3mm，拔出有吸针感，5 日 1 次。

T_{11} ～ L_5 棘突：T_{11} ～ L_5 棘突压痛处用刺骨针、微铍针、特制针刀等垂直快速刺过皮肤，垂直刺至骨，刺入骨内 2 ～ 3mm，拔出有吸针感，5 日 1 次。

曲骨：用刺骨针、微铍针、特制针刀等朝下刺骨，刺入骨内 2 ～ 3mm，拔出有吸针感，5 日 1 次。

三阴交：三阴交压痛点用刺骨针、微铍针、特制针刀等朝外刺骨，刺入骨内 2 ～ 3mm，拔出有吸针感，5 日 1 次。

阴陵泉：阴陵泉压痛点用刺骨针、微铍针、特制针刀等朝外刺骨，刺入骨内 2 ～ 3mm，拔出有吸针感，5 日 1 次。

4. 刺骨络

（1）部位

尾闾关。

（2）操作

极少数重证患者选用，用刺骨针、微铍针、特制针刀等刺骨，震骨法刺入骨内 5 ～ 10mm，出针后可有瘀血流出，加拔火罐，7 日 1 次。

第十五章　五官科病

一、耳鸣　耳聋

（一）概述

耳鸣是听觉功能紊乱而产生的一种症状，指人们在没有任何外界刺激条件下所产生的异常声音感觉，如感觉耳内有蝉鸣声、嗡嗡声、嘶嘶声等单调或混杂的响声。刺骨疗法治疗的范围主要是功能性耳鸣。

（二）病因病机

耳鸣、耳聋由于风火循经上扇，或肾精不足，不能循经上荣于耳所致。病位在耳，与肾、胆等相关，既是脏腑病，也是经络病，手足少阳、阳明、太阳等经经气痹阻，火气不降，上扇于耳，或足少阴经不能输精于耳，耳窍失养。可为单纯经脉病，或经筋病，或络脉病，重证及骨，可为经脉、经筋、络脉、骨同时涉及。

（三）诊断

1. 病史

中老年人多发。突然起病，逐渐加重。

2. 症状

耳鸣可高可低，常描述为如蝉鸣、哨音、汽笛声、隆隆声、风声、拍击声等，有的还伴有听力下降、眩晕、心烦、失眠、多梦、腰酸等。

3. 检查

耳部检查多无异常。

（四）治疗

耳鸣、耳聋单独取经脉，或经筋，或络脉治疗，多都有一定疗效，久病、重证需要刺骨，多用较轻刺法，对功能性耳鸣、耳聋疗效较好，对器质性耳鸣、耳聋疗效不稳定。《灵枢·热病第二十三》曰："热病身重骨痛，耳聋而好瞑，取之骨，以第四针，五十九刺，骨病不食，啮齿，耳青，索骨于肾。"

1. 刺骨节

（1）部位

$C_2 \sim C_3$ 棘突下旁开 15 ～ 20mm 处。

（2）操作

久病、顽固性患者 $C_2 \sim C_3$ 棘突下旁开 15 ～ 20mm 处用长针、刺骨针行输刺，刺破关节囊至骨，7 日 1 次。

2. 刺骨膜

（1）部位

玉枕关、C_2 棘突、乳突、风池、百会、尾闾关、耳周压痛点、阳性腧穴等，病情较重者选用。

（2）操作

玉枕关：用锋针、刺骨针、微铍针、特制针刀等快速刺过皮肤，朝内上方刺骨，上下摩骨，5日1次。

C₂棘突：C₂棘突压痛处用刺骨针、微铍针、特制针等垂直刺过皮肤，直刺直骨，上下摩骨，5日1次。

乳突：乳突压痛点用刺骨针、微铍针、特制针刀、锋针等快速刺过皮肤，朝内上方刺至乳突，上下摩骨，5日1次。

风池：风池压痛处用刺骨针、微铍针、特制针刀、锋针等快速刺过皮肤，朝内上方刺至骨，上下摩骨，5日1次。

百会：用刺骨针、微铍针、特制针刀、锋针等快速刺过皮肤，垂直刺至骨，上下摩骨，5日1次。

尾闾关：用长针、刺骨针、微铍针、特制针刀等快速刺过皮肤，垂直刺至骶骨，上下摩骨，5日1次。

耳周压痛点：用小号刺骨针、微铍针、特制针刀、锋针等直刺至骨，上下摩骨，5日1次。

阳性腧穴：相关经脉阳性腧穴用刺骨针、微铍针、特制针刀等刺骨，上下摩骨，5日1次。

3. 刺骨质

（1）部位

玉枕关、C₂棘突、乳突、风池、百会、尾闾关、耳周压痛点等，重证患者选用。

（2）操作

玉枕关：用锋针、刺骨针、微铍针、特制针刀等快速刺过皮肤，朝内上方刺骨，加压刺入骨内2～3mm，拔出有吸针感，5日1次。

C₂棘突：C₂棘突压痛处用刺骨针、微铍针、特制针等垂直刺过皮肤，直刺直骨，加压刺入骨内2～3mm，拔出有吸针感，注意不要刺至延髓，5 日 1 次。

乳突：乳突压痛点用刺骨针、微铍针、特制针刀、锋针等快速刺过皮肤，朝内上方刺至乳突，加压刺入骨内 2 ～ 3mm，拔出有吸针感，5 日 1 次。

风池：风池压痛处用刺骨针、微铍针、特制针刀、锋针等快速刺过皮肤，朝内上方刺至骨，加压刺入骨内 2 ～ 3mm，拔出有吸针感，5 日 1 次。

百会：用刺骨针、微铍针、特制针刀、锋针等快速刺过皮肤，垂直刺至骨，加压刺入骨内 2 ～ 3mm，拔出有吸针感，5 日 1 次。

尾闾关：用长针、刺骨针、微铍针、特制针等刀快速刺过皮肤，垂直刺至骶骨，加压刺入骨内 2 ～ 3mm，拔出有吸针感，5 日 1 次。

耳周压痛点：用小号刺骨针、微铍针、特制针刀、锋针等直刺至骨，加压刺入骨内 2 ～ 3mm，拔出有吸针感，5 日 1 次。

二、过敏性鼻炎

（一）概述

过敏性鼻炎又称变应性鼻炎，是鼻腔黏膜的变应性疾病，以打喷嚏、流清涕、鼻塞、鼻痒等为主要临床表现。近年由于大气污染加剧，使有些原本非过敏性体质的人也演变成过敏性体质，故过敏性鼻炎有增多的趋势。青少年多见，属鼻鼽范畴。

（二）病因病机

过敏性鼻炎由于卫阳不足，风寒侵袭，循经聚于鼻窍所致。病位在鼻，与肺、脾、肾等相关，既是脏腑病，也是经络病，手足阳明、太阳经等经气痹阻，郁于鼻窍，或温运无力，鼻窍失养。可为经脉病，或经筋病，或络脉病，病久者及骨。

（三）诊断

1. 家族史

可有变态反应家族史。

2. 发病年龄

20 岁前幼婴、少年多发。

3. 鼻痒和连续喷嚏

每天常有数次阵发性发作，随后鼻塞和流涕，尤以晨起和夜晚明显。鼻痒见于多数病人，有时鼻外、软腭、面部和外耳道等处发痒，季节性鼻炎眼痒较为明显。

4. 大量清水样鼻涕

持续流清水样鼻涕，但急性反应趋向减弱或消失时，可减少或变稠厚，若继发感染可变成黏脓样分泌物。

5. 鼻塞

程度轻重不一，单侧或双侧，呈间歇性或持续性，亦可为交替性。

6. 嗅觉障碍

黏膜水肿、鼻塞而引起者，多为暂时性。黏膜持久水肿导致嗅神经萎缩而引起者，多为持久性。

（四）治疗

过敏性鼻炎取经脉、经筋、络脉治疗，多都有一定疗效，重证需要刺骨，以较轻刺法为主，也可经脉、经筋、络脉、骨同时治疗，可配合中药、锻炼，以增强抵抗力。

1. 刺骨节

（1）部位

$C_3 \sim C_4$ 棘突下、$C_7 \sim T_3$ 棘突下旁开 $15 \sim 20mm$。

（2）操作

病久、顽固性患者 $C_3 \sim C_4$ 棘突下、$C_7 \sim T_3$ 棘突下旁开 $15 \sim 20mm$ 处用长针、刺骨针直刺，刺破关节囊，上下摩骨，不可过深，以防损伤脊髓、脊神经等，1 周 1 次。

2. 刺骨膜

（1）部位

玉枕关、$C_7 \sim T_3$ 棘突、乳突、百会、尾闾关、迎香等压痛点、阳性腧穴等，病情较重者选用。

（2）操作

玉枕关：用锋针、刺骨针、微铍针、特制针刀等快速刺过皮肤，朝内上方刺骨，上下摩骨，5 日 1 次。

$C_7 \sim T_3$ 棘突：$C_7 \sim T_3$ 棘突处用刺骨针等垂直刺过皮肤，直刺直骨，上下摩骨，5 日 1 次。

乳突：用刺骨针、微铍针、特制针刀、锋针等快速刺过皮肤，朝内上方刺至乳突，上下摩骨，5 日 1 次。

百会：用刺骨针、微铍针、特制针刀、锋针等快速刺过皮肤，垂直刺至骨，上下摩骨，5 日 1 次。

尾闾关：用长针、刺骨针、微铍针、特制针刀等快速刺过皮肤，垂直刺至骶骨，上下摩骨，5 日 1 次。

迎香等压痛点：迎香等鼻周压痛点用小号刺骨针、微铍针、小针刀等直刺至骨，上下摩骨，5 日 1 次。

阳性腧穴：相关经脉阳性腧穴用刺骨针、微铍针、特制针刀等刺骨，上下摩骨，5 日 1 次。

3. 刺骨质

（1）部位

玉枕关、$C_7 \sim T_3$ 棘突、乳突、百会、尾闾关、迎香等压痛点等，重证患者选用。

（2）操作

玉枕关：用锋针、刺骨针、微铍针、特制针刀等快速刺过皮肤，朝内上方刺骨，加压刺入骨内 2 ~ 3mm，拔出有吸针感，5 日 1 次。

$C_7 \sim T_3$ 棘突：用刺骨针等垂直刺过皮肤，直刺至骨，加压刺入骨内 2 ~ 3mm，拔出有吸针感，注意不要刺至延髓，5 日 1 次。

乳突：用刺骨针、微铍针、特制针刀、锋针等快速刺过皮肤，朝内上方刺至乳突，加压稍刺入骨内，5 日 1 次。

百会：用刺骨针、微铍针、特制针刀、锋针等快速刺过皮肤，垂直刺至骨，加压刺入骨内 2 ~ 3mm，拔出有吸针感，5 日 1 次。

尾闾关：用长针、刺骨针、微铍针、特制针刀快速刺过皮肤，垂直刺至骶骨，加压刺入骨内 2 ~ 3mm，拔出有吸针感，5 日 1 次。

迎香等压痛点：迎香鼻周等压痛点用小号刺骨针、微铍针、小针刀等直刺至骨，加压稍刺入骨内，5日1次。

三、慢性鼻窦炎

（一）概述

慢性鼻窦炎是以鼻流黄稠浊涕、前额及颌面部疼痛为主要表现的病证。由急性鼻窦炎失治、误治发展而来，属鼻渊、鼻漏等范畴，青少年多见。

（二）病因病机

慢性鼻窦炎由于感受外邪、脾胃湿热、胆腑郁热等循经壅于鼻窍所致。病位在鼻，与肺、脾、胆等相关，既是脏腑病，也是经络病，手足阳明、太阳经等经气郁热，向上壅于鼻窍。肺虽然没有经脉循行于鼻，但肺主鼻，也与手太阴经有关，可为单纯经脉病，或经筋病，或络脉病，多为经脉、经筋、络脉同时涉及，甚至涉及骨。

（三）诊断

1. 好发群体

所有人群均易发生，低龄、年老体弱者多见。

2. 症状

（1）脓涕

鼻涕多为脓性或黏脓性，黄色或黄绿色，量多少不定。

（2）鼻塞

轻重不等。

（3）嗅觉障碍

出现不同程度的嗅觉障碍。

（4）头痛

一般无明显局部疼痛或头痛。如有头痛，常表现为钝痛或头部沉重感，白天重，夜间轻。前组鼻窦炎多表现为前额部和鼻根部胀痛或闷痛，后组鼻窦炎的头痛在头顶部、后枕部。

（5）其他症状

可有头昏、易倦、精神抑郁、萎靡不振、纳差、失眠、记忆力减退、注意力不集中、工作效率降低等症状。眼部可有压迫感，亦可引起视力障碍，但少见。

3. 检查

鼻腔检查：以鼻腔上部变化为主，可见中鼻甲水肿或肥大，甚至息肉样变。前组鼻窦炎可见中鼻道及下鼻甲表面有脓性分泌物附着，后组鼻窦炎可见嗅裂及中鼻道后部存有脓液，严重者鼻咽部可见脓性分泌物。

鼻内镜检查：可见水肿、脓涕或息肉。

X 线鼻窦摄片：可协助诊断。

（四）治疗

慢性鼻窦炎易反复发作，单独取经脉、经筋、络脉治疗，多都有一定疗效，病久需要刺骨，多用较轻刺骨方法，也可经脉、经筋、络脉、骨同时治疗，多配合中西医及其他疗法。

1. 刺骨节

（1）部位

$C_3 \sim C_4$ 棘突下、$C_7 \sim T_3$ 棘突下旁开 15 ~ 20mm。

（2）操作

病久、顽固性患者 $C_3 \sim C_4$ 棘突下、$C_7 \sim T_3$ 棘突下旁开 15 ~ 20mm 处用长针、刺骨针直刺，刺破关节囊，上下摩骨，不可过深，以防损伤脊髓、脊神经等，1 周 1 次。

2. 刺骨膜

（1）部位

玉枕关、$C_7 \sim T_3$ 棘突、乳突、百会、尾闾关、印堂等压痛点、阳性腧穴等，病情较重者选用。

（2）操作

玉枕关：用锋针、刺骨针、微铍针、特制针刀等快速刺过皮肤，朝内上方刺骨，上下摩骨，5 日 1 次。

$C_7 \sim T_3$ 棘突：$C_7 \sim T_3$ 棘突压痛点用刺骨针、微铍针、特制针刀等垂直刺过皮肤，直刺直骨，上下摩骨，5 日 1 次。

乳突：乳突压痛点用刺骨针、微铍针、特制针刀、锋针等快速刺过皮肤，朝内上方刺至乳突，上下摩骨，5 日 1 次。

百会：用刺骨针、微铍针、特制针刀、锋针等快速刺过皮肤，垂直刺至骨，上下摩骨，5 日 1 次。

尾闾关：用长针、刺骨针、微铍针、特制针刀等快速刺过皮肤，垂直刺至骶骨，上下摩骨，5 日 1 次。

印堂压痛点：用刺骨针、微铍针、特制针刀等直刺至骨，上下摩骨，5 日 1 次。

阳性腧穴：相关经脉阳性腧穴用刺骨针、微铍针、特制针

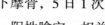

刀等刺骨，上下摩骨，5 日 1 次。

3. 刺骨质

（1）部位

玉枕关、$C_7 \sim T_3$ 棘突、乳突、百会、尾闾关、印堂等压痛点等，重证患者选用。

（2）操作

玉枕关：用锋针、刺骨针、微铍针、特制针刀等快速刺过皮肤，朝内上方刺骨，加压刺入骨内 $2 \sim 3mm$，拔出有吸针感，5 日 1 次。

$C_7 \sim T_3$ 棘突：$C_7 \sim T_3$ 棘突压痛点用刺骨针、微铍针、特制针刀等垂直刺过皮肤，直刺至骨，加压刺入骨内 $2 \sim 3mm$，拔出有吸针感，注意不要刺至延髓，5 日 1 次。

乳突：乳突压痛点用刺骨针、微铍针、特制针刀、锋针等快速刺过皮肤，朝内上方刺至乳突，加压稍刺入骨内，5 日 1 次。

百会：用刺骨针、微铍针、特制针刀、锋针等快速刺过皮肤，垂直刺至骨，加压刺入骨内 $2 \sim 3mm$，拔出有吸针感，5 日 1 次。

尾闾关：用长针、刺骨针、微铍针、特制针刀等快速刺过皮肤，垂直刺至骶骨，加压刺入骨内 $2 \sim 3mm$，拔出有吸针感，5 日 1 次。

印堂等压痛点：用刺骨针、微铍针、特制针刀等直刺至骨，加压稍刺入骨内，5 日 1 次。

四、慢性咽炎

（一）概述

慢性咽炎是咽黏膜、黏膜下及淋巴组织的慢性炎症引起的以咽部不适、异物感、疼痛等为主要临床表现的病证。咽炎的病变在于咽喉，但其病理形成与肺、肝、胃、肾有密切关系。咽炎分为慢性单纯性咽炎、慢性肥厚性咽炎、萎缩性及干燥性咽炎、慢性过敏性咽炎、慢性反流性咽炎等，本病为临床常见病，病程长，容易反复发作。属咽喉肿痛范畴。

（二）病因病机

慢性咽炎由于肺经郁热、肝郁气滞痰凝、虚火上蒸咽部所致。病位在咽，与肺、肾、肝等相关，既是脏腑病，也是经络病，与手足阳明、手太阴、足少阴、足厥阴等经有关，为咽部经络郁结化热，或经络虚弱，濡润不足所致，可为单纯经脉病，或经筋病，或络脉病，久病及骨，可为经脉、经筋、络脉、骨同时涉及。

（三）诊断

1. 病史
患者有连续咽部不适感 3 个月以上的病史。

2. 症状
可有咽部不适、异物感、痒感、灼热感、干燥感或刺激感、疼痛等。可伴有咳嗽、恶心、声音嘶哑等。

3. 咽部改变

咽部黏膜慢性充血，小血管曲张，呈暗红色，表面有少量黏稠分泌物或咽后壁多个颗粒状滤泡隆起，呈慢性充血状，咽侧索淋巴组织增厚呈条索状，或咽黏膜干燥、菲薄，覆盖脓性干痂，慢性单纯性咽炎咽黏膜慢性充血，小血管曲张，呈暗红色，表面有少量黏稠分泌物。慢性肥厚性咽炎咽后壁有多个颗粒状滤泡隆起，呈慢性充血状，有时融合为一体，在淋巴颗粒隆起的顶部可形成囊状白点，破溃时可见黄白色渗出物。慢性萎缩性咽炎或慢性干燥性咽炎咽部附有干痂，伴有口臭。检查见咽黏膜干燥、菲薄，重者呈鳞状、发亮，可覆盖脓性干痂。反流性咽喉炎临床表现同慢性单纯性及肥厚性咽炎，咽喉反流可能伴有声带小结、声带息肉而出现声嘶。

4. 影响因素

用嗓过度、气候突变、环境温度及湿度变化、情志刺激时加重，尤其以萎缩性及干燥性咽炎为著。

（四）治疗

慢性咽炎单独取经脉、络脉治疗，多有一定疗效，久病刺骨，尤其疑难病证，多用较轻刺骨方法。

1. 刺骨节

（1）部位

$C_3 \sim T_3$ 棘突下旁开 15 ～ 20mm。

（2）操作

久病、顽固性患者 $C_3 \sim T_3$ 棘突下旁开 15 ～ 20mm 处用长针、刺骨针直刺，刺破关节囊，上下摩骨，不可过深，以防损伤脊髓、脊神经等，1周1次。

2. 刺骨膜

（1）部位

玉枕关、$C_3 \sim T_3$棘突、乳突、天突、尾闾关、阳性腧穴等，病情较重者选用。

（2）操作

玉枕关：用锋针、刺骨针、微铍针、特制针刀等快速刺过皮肤，朝内上方刺骨，上下摩骨，5日1次。

$C_3 \sim T_3$棘突：$C_3 \sim T_3$棘突压痛点用刺骨针、微铍针、特制针刀等垂直刺过皮肤，直刺直骨，上下摩骨，5日1次。

乳突：乳突压痛点用刺骨针、微铍针、特制针刀、锋针等快速刺过皮肤，朝内上方刺至乳突，上下摩骨，5日1次。

天突：用刺骨针、微铍针、特制针刀等朝内下垂直刺至骨，上下摩骨，5日1次。

尾闾关：用长针、刺骨针、微铍针、特制针刀等快速刺过皮肤，垂直刺至骶骨，上下摩骨，5日1次。

阳性腧穴：相关经脉阳性腧穴用刺骨针、微铍针、特制针刀等刺骨，上下摩骨，5日1次。

3. 刺骨质

（1）部位

玉枕关、$C_7 \sim T_3$棘突、乳突、天突、尾闾关等，重证患者选用。

（2）操作

玉枕关：用锋针、刺骨针、微铍针、特制针刀等快速刺过皮肤，朝内上方刺骨，加压刺入骨内 $2 \sim 3mm$，拔出有吸针

感，5 日 1 次。

$C_7 \sim T_3$ 棘突：$C_7 \sim T_3$ 棘突压痛点用刺骨针、微铍针、特制针刀等垂直刺过皮肤，直刺至骨，加压刺入骨内 2 ~ 3mm，拔出有吸针感，注意不要刺至延髓，5 日 1 次。

乳突：乳突压痛点用刺骨针、微铍针、特制针刀、锋针等快速刺过皮肤，朝内上方刺至乳突，加压稍刺入骨内 2 ~ 3mm，5 日 1 次。

天突：用刺骨针、微铍针、特制针刀等朝内下垂直刺至骨，加压刺入骨内 2 ~ 3mm，拔出有吸针感，不要刺伤胸腔脏器，5 日 1 次。

尾闾关：用长针、刺骨针、微铍针、特制针刀等快速刺过皮肤，垂直刺至骶骨，加压刺入骨内 2 ~ 3mm，拔出有吸针感，5 日 1 次。

第十六章　外科与皮肤科病

一、痔疮

（一）概述

痔疮是发生于肛门的直肠末端黏膜下和肛管皮下静脉丛扩张和屈曲形成痔核的病证。任何年龄都可发病，但随着年龄增长，发病率逐渐增高。在我国，痔是最常见的肛肠疾病，素有"十人九痔"的说法。痔按发生部位的不同分为内痔、外痔、混合痔等。

（二）病因病机

痔疮由于多食肥甘厚味、久坐久立、便秘等使督脉郁热、瘀滞于肛肠所致。病位在肛肠，经络与督脉、足太阳经等有关，可为单纯经脉病，或经筋病，或络脉病，病久及骨，可为经脉、经筋、络脉、骨同时涉及。

（三）诊断

1. 主要表现为便血，便血的性质可为无痛、间歇性、便后鲜血，便时滴血或手纸上带血，便秘、饮酒或进食刺激性食物后加重。

2. 单纯性内痔无疼痛，仅有坠胀感，可出血，发展至内痔脱垂，合并血栓形成、嵌顿，感染时才出现疼痛。

3. 内痔分为 4 度。①Ⅰ度：排便时出血，便后出血可自行停止，痔不脱出肛门；②Ⅱ度：常有便血，排便时脱出肛门，排便后自动还纳；③Ⅲ度：痔脱出后需手辅助还纳；④Ⅳ度：痔长期在肛门外，不能还纳；其中，Ⅱ度以上的内痔多形成混合痔，表现为内痔和外痔的症状同时存在，可出现疼痛不适、瘙痒，其中瘙痒常由于痔脱出时有黏性分泌物流出。后三度多成混合痔。

4. 外痔平时无特殊症状，发生血栓及炎症时可有肿胀、疼痛。

5. 检查

（1）肛门视诊

除Ⅰ度内痔外均可见，蹲位可观察脱出程度。

（2）直肠指诊

内痔意义不大，但可了解直肠有无其他病变。

（3）肛门镜

可直视下了解直肠、肛管内情况。

（四）治疗

痔疮多取经脉、经筋、络脉治疗，顽固性患者需要刺骨，多用较轻刺骨方法，可多种刺骨法选择选用，同时配合经脉、经筋、络脉的治疗，要忌辛辣刺激食物。

1. 刺骨节

（1）部位

腰椎棘突下旁开 20 ～ 30mm。

（2）操作

病情较重者选用，腰椎棘突下旁开 20 ～ 30mm 压痛点，用刺骨针、长针直刺至后关节囊，刺破关节囊，1 周 1 次。

2. 刺骨膜

（1）部位

长强、玉枕关、尾闾关、阳性腧穴，病情较重者选用。

（2）操作

长强：取侧仰卧位在尾骨尖用刺骨针、微铍针、特制针刀等朝内上刺尾骨，上下摩骨，5 日 1 次。

玉枕关：疑难患者选用，用刺骨针、微铍针、特制针刀等快速刺过皮肤，朝内上方刺骨，上下摩骨，5 日 1 次。

尾闾关：用刺骨针、微铍针、特制针刀等快速刺过皮肤，垂直刺至骶骨，上下摩骨，5 日 1 次。

阳性腧穴：相关经脉阳性腧穴用刺骨针、微铍针、特制针刀等刺骨，上下摩骨，5 日 1 次。

3. 刺骨质

（1）部位

长强、玉枕关、尾闾关，重证患者选用。

（2）操作

长强：取侧仰卧位在尾骨尖用刺骨针、微铍针、特制针刀等朝内上刺尾骨，加压刺入骨内 2 ～ 3mm，拔出有吸针感，5 日 1 次。

玉枕关：疑难患者选用，用刺骨针、微铍针、特制针刀等快速刺过皮肤，朝内上方刺骨，加压刺入骨内 2 ～ 3mm，拔出有吸针感，5 日 1 次。

黄帝内经刺骨疗法

尾闾关：疑难患者选用，用刺骨针、微铍针、特制针刀等快速刺过皮肤，垂直刺至骶骨，加压刺入骨内 2 ～ 3mm，拔出有吸针感，5 日 1 次。

4. 刺骨络

（1）部位

尾闾关。

（2）操作

极少数重证患者选用，用长针、刺骨针、微铍针、特制针刀等直刺至骨，刺入骨内约 10mm，拔出有瘀血流出，可加拔火罐，1 周 1 次。

二、带状疱疹后遗神经痛

（一）概述

带状疱疹后遗神经痛就是患带状疱疹后遗留下来的疼痛，属于后遗症的一种。临床认为带状疱疹的皮疹消退以后，其局部皮肤仍有疼痛不适，且持续 1 个月以上者称为带状疱疹后遗神经痛，表现为局部阵发性或持续性的灼痛、刺痛、跳痛、刀割痛，严重者影响睡眠、饮食、精神状态等，可能持续数月甚至数年。

（二）病因病机

带状疱疹后遗神经痛由于疱疹遗留邪毒使胁腹部等体侧经络火毒蕴结、运行不通，长久不愈所致。病位在胁肋等体侧，脏腑与肝、胆、脾关系密切，受累经络是足少阳经、足厥阴经、足太阴经等，可为单纯经脉病，或经筋病，或络脉病，顽固性患者涉及至骨，可为经脉、经筋、络脉、骨同时涉及。

（三）诊断

1. 症状

本病为剧烈的顽固性的疼痛，带状疱疹皮损消除后疼痛仍持续，轻微的刺激即引起疼痛发作，不刺激也会突然发作，呈火烧样痛、撕裂样痛、针刺样痛、刀割一样痛、闪电样痛、绳索捆绑样绷紧痛等，为减轻衣服对身体的刺激，有人不敢穿衣，或把衣服撑起来，夜晚睡不好觉。对痛觉超敏感，轻轻的触摸即可产生剧烈的难以忍受的疼痛，称为激惹触痛。如有病毒侵犯到相应脑神经会影响视力，引起面瘫和听觉障碍等。除疼痛外，还会诱发心脏病、脑出血，甚至导致死亡。

2. 疼痛特点

①疼痛在身体的一侧；②疼痛呈跳动性刺痛；③疼痛部位不固定；④疼痛部位有发热感；⑤疼痛在夜间 12 点至凌晨 3 点加剧。

3. 体征

局部皮肤晦暗，浅感觉减退和痛觉敏感，触痛明显。

（四）治疗

带状疱疹后遗神经痛治疗取经脉，或经筋，或络脉，多都有一定疗效，顽固性患者缠绵难愈，必须刺骨，可多种刺法交替选用，也可经脉、经筋、络脉、骨同时针刺，同时忌辛辣食物。

黄帝内经刺骨疗法

1. 刺骨节

（1）部位

相应椎体后关节，多为 $T_4 \sim T_{11}$ 棘突下旁。

（2）操作

常规选用，相应椎体棘突下旁开 15 ～ 20mm，用刺骨针、长针直刺至后关节囊，刺破关节囊，7 日 1 次。

2. 刺骨膜

（1）部位

相应椎体棘突、玉枕关、夹脊关、肋骨压痛点、尾闾关、阳性腧穴，常规选用。

（2）操作

相应椎体棘突：俯卧位相应椎体棘突压痛点用刺骨针、微铍针、特制针刀等垂直刺骨，上下摩骨，5 日 1 次。

玉枕关：疑难症患者选用，用刺骨针、微铍针、特制针刀等快速刺过皮肤，朝内上方刺骨，上下摩骨，5 日 1 次。

夹脊关：疑难症患者选用，用刺骨针、微铍针、特制针刀等快速刺过皮肤，垂直刺骨，上下摩骨，5 日 1 次。

肋骨压痛点：用刺骨针、微铍针、特制针刀等刺过皮肤，垂直刺至肋骨压痛点，上下摩骨，5 日 1 次。

尾闾关：疑难症患者选用，用刺骨针、微铍针、特制针刀等快速刺过皮肤，垂直刺至骶骨，上下摩骨，5 日 1 次。

阳性腧穴：相关经脉阳性腧穴用刺骨针、微铍针、特制针刀等刺骨，上下摩骨，5 日 1 次。

3. 刺骨质

（1）部位

相应椎体棘突、玉枕关、夹脊关、尾闾关等，病情较重者选用。

（2）操作

相应椎体棘突：俯卧位相应椎体棘突压痛点用刺骨针、微铍针、特制针刀等垂直刺骨，加压刺入骨内 2～3mm，拔出有吸针感，5 日 1 次。

玉枕关：疑难症患者选用，用刺骨针、微铍针、特制针刀等快速刺过皮肤，朝内上方刺骨，加压刺入骨内 2～3mm，拔出有吸针感，5 日 1 次。

夹脊关：疑难症患者选用，用刺骨针、微铍针、特制针刀等快速刺过皮肤，垂直刺骨，加压刺入骨内 2～3mm，拔出有吸针感，5 日 1 次。

尾闾关：疑难症患者选用，用刺骨针、微铍针、特制针刀等快速刺过皮肤，垂直刺至骶骨，加压刺入骨内 2～3mm，拔出有吸针感，5 日 1 次。

4. 刺骨络

（1）部位

尾闾关。

（2）操作

重症患者选用，尾闾关部用长针、刺骨针、微铍针、特制针刀等直刺至骨，刺入骨内约 10mm，拔出有瘀血流出，可加拔火罐，1 周 1 次。

黄帝内经刺骨疗法

三、银屑病

（一）概述

银屑病俗称牛皮癣，是一种常见的具有特征性皮损的慢性易于复发的炎症性皮肤病。初起为炎性红色丘疹，约粟粒至绿豆大小，以后逐渐扩大或融合成为棕红色斑块，边界清楚，周围有炎性红晕，基底浸润明显，表面覆盖多层干燥的灰白色或银白色鳞屑。轻轻刮除表面鳞屑，逐渐露出一层淡红色发亮的半透明薄膜，称薄膜现象。再刮除薄膜，则出现小出血点，称点状出血现象。白色鳞屑、发亮薄膜和点状出血是诊断银屑病的重要特征，称为三联征。寻常型银屑病皮损从发生到最后消退大致可分为三个时期：进行期、静止期、退行期。属中医癣的范畴。

（二）病因病机

病变由于血热毒盛，外发肌肤，或气血不足、肝肾亏虚，肌肤失养，或瘀血内阻，皮肤失养所致。受累经脉与手阳明经、足太阴经、足太阳经等相关，多为经脉郁热、郁滞为病。可为经脉病，或络脉病，病久及骨。

（三）诊断

1. 临床表现和皮疹特点

初起为炎性红色丘疹，约粟粒至绿豆大小，以后逐渐扩大或融合成为棕红色斑块，边界清楚，周围有炎性红晕，基底浸润明显，表面覆盖多层干燥的灰白色或银白色鳞屑。轻轻刮除表面鳞屑，逐渐露出一层淡红色发亮的半透明薄膜，称薄膜现象。再刮除薄膜，则出现小出血点，称点状出血现象。白色鳞屑、发亮薄膜和点状出血是诊断银屑病的重要特征，称为三联征。

2. 皮损形态

点滴状、钱币状、地图状、环状、带状、泛发性、脂溢性皮炎样、湿疹样、蛎壳状、扁平苔藓样、慢性肥厚性、疣状等。

3. 好发部位

头皮、四肢伸侧多见，对称分布；指（趾）甲和黏膜亦可被侵，少数可见于腋窝及腹股沟等皱襞部，掌跖很少发生。

4. 发病与季节的关系

大部分患者为冬重夏轻。

5. 发病与食物的关系

辛辣、饮酒等刺激食物加重。

6. 病程

（1）进行期

新皮疹不断出现，旧皮疹不断扩大，鳞屑厚，炎症明显，痒感显著，皮肤敏感性增高，可出现同形反应。

（2）静止期

无新疹，旧疹不退。

（3）退行期

炎症消退，鳞屑减少，皮疹缩小变平，周围出现浅色晕，最后遗留暂时性色素减退或沉着。

（四）治疗

银屑病为顽固性皮肤病，顽固患者需要刺骨治疗，以较轻刺法为主，有较好疗效，多选择选用，也可配合皮肉筋脉等部位的针刺。

1. 刺骨节

（1）部位

T_3、T_7、T_9、T_{11} 棘突下旁开 15 ～ 25mm 后关节等。

（2）操作

病情较重者选用，相应椎体棘突下旁开 15 ～ 25mm 后关节，用刺骨针、长针直刺至后关节囊，刺破关节囊，7 日 1 次。

2. 刺骨膜

（1）部位

T_3、T_7、T_9、T_{11} 棘突，玉枕关、夹脊关、尾闾关、大椎、天突、曲池、血海、阳性腧穴等，病情较重者选用。

（2）操作

T_3、T_7、T_9、T_{11} 棘突：T_3、T_7、T_9、T_{11} 棘突压痛点用刺骨针、微铍针、特制针刀等垂直刺骨，上下摩骨，5 日 1 次。

玉枕关：疑难症患者选用，用刺骨针、微铍针、特制针刀等快速刺过皮肤，朝内上方刺骨，上下摩骨，5 日 1 次。

夹脊关：疑难症患者选用，用刺骨针、微铍针、特制针刀等快速刺过皮肤，垂直刺骨，上下摩骨，5 日 1 次。

尾闾关：疑难症患者选用，用刺骨针、微铍针、特制针刀等快速刺过皮肤，垂直刺至骶骨，上下摩骨，5 日 1 次。

大椎：用刺骨针、微铍针、特制针刀等垂直刺骨，上下摩骨，5 日 1 次。

天突：用刺骨针、微铍针、特制针刀等快速刺过皮肤，朝内下方刺骨，上下摩骨，5 日 1 次。

曲池：用刺骨针、微铍针、特制针刀等垂直刺骨，上下摩骨，5 日 1 次。

血海：用刺骨针、微铍针、特制针刀等垂直刺骨，上下摩骨，5 日 1 次。

阳性腧穴：相关经脉阳性腧穴用刺骨针、微铍针、特制针刀等刺骨，上下摩骨，5 日 1 次。

3. 刺骨质

（1）部位

T_3、T_7、T_9、T_{11} 棘突，玉枕关、夹脊关、尾闾关、大椎、天突等，重证患者选用。

（2）操作

T_3、T_7、T_9、T_{11} 棘突：T_3、T_7、T_9、T_{11} 棘突压痛点用刺骨针、微铍针、特制针刀等垂直刺骨，加压刺入骨内 2 ～ 3mm，拔出有吸针感，5 日 1 次。

玉枕关：疑难症患者选用，用刺骨针、微铍针、特制针刀等快速刺过皮肤，朝内上方刺骨，加压刺入骨内 2 ～ 3mm，拔出有吸针感，5 日 1 次。

夹脊关：疑难症患者选用，用刺骨针、微铍针、特制针刀等快速刺过皮肤，垂直刺骨，加压刺入骨内 2 ～ 3mm，拔出有吸针感，5 日 1 次。

尾闾关：疑难症患者选用，用刺骨针、微铍针、特制针刀等快速刺过皮肤，垂直刺至骶骨，加压刺入骨内 2 ～ 3mm，拔出有吸针感，5日1次。

大椎：用刺骨针、微铍针、特制针刀等垂直刺骨，加压刺入骨内 2 ～ 3mm，拔出有吸针感，5 日 1 次。

天突：用刺骨针、微铍针、特制针刀等快速刺过皮肤，朝内下方刺骨，加压刺入骨内 2 ～ 3mm，拔出有吸针感，注意不要刺伤胸腔脏器，5 日 1 次。

4. 刺骨络

（1）部位

尾闾关。

（2）操作

少数重症患者选用，尾闾关部用长针、刺骨针、微铍针、特制针刀等直刺至骨，刺入骨内 5 ～ 10mm，拔出有瘀血流出，可加拔火罐，1 周 1 次。

四、荨麻疹

（一）概述

荨麻疹是由各种因素致使皮肤黏膜血管发生暂时性炎性充血与大量液体渗出，造成局部水肿性的损害，迅速发生与消退，有剧痒，可有发烧、腹痛、腹泻或其他全身症状的病证。俗称风团、风疹团、风疙瘩等，是一种常见的皮肤病，分为急性和慢性两种。

（二）病因病机

本病的病因病机关键是正气不足，卫气失固，虚邪贼风侵犯皮肤腠理，受累经脉为手足阳明、太阴，可为经脉病，或络脉病，或经筋病，久病及骨。

（三）诊断

1. 症状

皮疹为风团、潮红斑，大小不等，形状各异，自觉瘙痒，常突然发生，成批出现，数小时后又迅速消退，消退后不留痕迹，但可反复发作。

2. 伴有症状

可伴有腹痛、恶心、呕吐和胸闷、心悸、呼吸困难，少数有发热、关节肿胀、低血压、休克、喉头水肿窒息等，多没有伴随症状。

3. 病程

病程长短不一，急性荨麻疹病程在 1 个月以内，超过 1 个月为慢性。

4. 皮肤划痕试验

皮肤划痕试验部分病例呈阳性反应。

（四）治疗

荨麻疹多针刺皮肉筋脉，病重者需要刺骨，以较轻刺法为主，多与其他刺法配合选用。

1. 刺骨节

（1）部位

T_3、T_7、T_{11} 棘突下旁开 15 ～ 25mm 后关节。

（2）操作

病情较重者选用，T_3、T_7、T_{11} 棘突下旁开 15 ～ 25mm 后关节，用刺骨针、长针直刺至后关节囊，刺破关节囊，7 日 1 次。

2. 刺骨膜

（1）部位

T_3、T_7、T_{11} 棘突，玉枕关、夹脊关、尾闾关、大椎、曲池、血海、阳性腧穴等，病情较重者选用。

（2）操作

T_3、T_7、T_{11} 棘突：T_3、T_7、T_{11} 棘突压痛处用刺骨针、微铍针、特制针刀等垂直刺骨，上下摩骨，5 日 1 次。

玉枕关：疑难症患者选用，用刺骨针、微铍针、特制针刀等快速刺过皮肤，朝内上方刺骨，上下摩骨，5 日 1 次。

夹脊关：疑难症患者选用，用刺骨针、微铍针、特制针刀等快速刺过皮肤，垂直刺骨，上下摩骨，5 日 1 次。

尾闾关：疑难症患者选用，用刺骨针、微铍针、特制针刀等快速刺过皮肤，垂直刺至骶骨，上下摩骨，5 日 1 次。

大椎：用刺骨针、微铍针、特制针刀等垂直刺骨，上下摩骨，5 日 1 次。

曲池：用刺骨针、微铍针、特制针刀等垂直刺骨，上下摩骨，5 日 1 次。

血海：用刺骨针、微铍针、特制针刀等垂直刺骨，上下摩骨，5 日 1 次。

阳性腧穴：相关经脉阳性腧穴用刺骨针、微铍针、特制针刀等刺骨，上下摩骨，5 日 1 次。

3. 刺骨质

（1）部位

相应椎体棘突、玉枕关、夹脊关、尾闾关、大椎等，重证患者选用。

（2）操作

T_3、T_7、T_{11} 棘突：T_3、T_7、T_{11} 棘突压痛处用刺骨针、微铍针、特制针刀等垂直刺骨，加压刺入骨内 2 ～ 3mm，拔出有吸针感，5 日 1 次。

玉枕关：疑难症患者选用，用刺骨针、微铍针、特制针刀等快速刺过皮肤，朝内上方刺骨，加压刺入骨内 2 ～ 3mm，拔出有吸针感，5 日 1 次。

夹脊关：疑难症患者选用，用刺骨针、微铍针、特制针刀等快速刺过皮肤，垂直刺骨，加压刺入骨内 2 ～ 3mm，拔出有吸针感，5 日 1 次。

尾闾关：疑难症患者选用，用刺骨针、微铍针、特制针刀等快速刺过皮肤，垂直刺至骶骨，加压刺入骨内 2 ～ 3mm，拔出有吸针感，5 日 1 次。

大椎：用刺骨针、微铍针、特制针刀等垂直刺棘突，加压刺入骨内 2 ～ 3mm，拔出有吸针感，5 日 1 次。

五、神经性皮炎

（一）概述

神经性皮炎又称慢性单纯性苔藓。是好发于颈部、四肢、腰骶等部位，以阵发性皮肤瘙痒和皮肤苔藓化为特征的慢性皮肤病，为常见皮肤病，多见于成年人。

（二）病因病机

初起为风湿热邪阻滞肌肤或硬领等外来机械刺激所引起，情志内伤、风邪侵扰是本病发病的诱发因素，营血失和、气血凝滞则为其病机，可为经脉病，或络脉病、经筋病，久病及骨。

（三）诊断

1. 发病年龄
中青年多见。

2. 症状
初发时仅有瘙痒感，而无原发皮损，由于搔抓及摩擦，皮肤逐渐出现粟粒至绿豆大小的扁平丘疹，圆形或多角形，坚硬而有光泽，呈淡红色或正常皮色，散在分布。因有阵发性剧痒，患者经常搔抓，丘疹逐渐增多，日久则融合成片，肥厚、苔藓样变，表现为皮纹加深、皮嵴隆起，皮损变为暗褐色，干燥、有细碎脱屑，斑片样皮损边界清楚，边缘可有小的扁平丘疹，散在而孤立，皮损斑片的数目不定，可单发或泛发周身，大小不等，形状不一。

3. 好发部位
颈部两侧、项部、肘窝、腘窝、骶尾部、腕部、踝部，亦见于腰背部、眼睑、四肢及外阴等部位。

4. 病程
病程慢性，常反复发作。

（四）治疗

神经性皮炎为顽固性皮肤病，适于用刺骨疗法，以较轻刺法为主，多与针刺皮肉筋脉等治法配合选用。

1. 刺骨节

（1）部位

T_3、T_7、T_9、T_{11} 棘突下旁开 15 ～ 25mm 后关节。

（2）操作

较重者选用，T_3、T_7、T_9、T_{11} 棘突下旁开 15 ～ 25mm 后关节，用刺骨针、长针直刺至后关节囊，刺破关节囊，7 日 1 次。

2. 刺骨膜

（1）部位

T_3、T_7、T_9、T_{11} 棘突，玉枕关、夹脊关、尾闾关、风池、大椎、曲池、血海、阳性腧穴等，病情较重者选用。

（2）操作

T_3、T_7、T_9、T_{11} 棘突：T_3、T_7、T_9、T_{11} 棘突压痛处用刺骨针、微铍针、特制针刀等垂直刺骨，上下摩骨，5 日 1 次。

玉枕关：疑难症患者选用，用刺骨针、微铍针、特制针刀等快速刺过皮肤，朝内上方刺骨，上下摩骨，5 日 1 次。

夹脊关：疑难症患者选用，用刺骨针、微铍针、特制针刀等快速刺过皮肤，垂直刺骨，上下摩骨，5 日 1 次。

尾闾关：疑难症患者选用，用刺骨针、微铍针、特制针刀等快速刺过皮肤，垂直刺至骶骨，上下摩骨，5 日 1 次。

风池：用刺骨针、微铍针、特制针刀等快速刺过皮肤，朝内上方刺骨，上下摩骨，5 日 1 次。

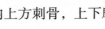

黄帝内经刺骨疗法

大椎：用刺骨针、微铍针、特制针刀等垂直刺骨，上下摩骨，5日1次。

曲池：用刺骨针、微铍针、特制针刀等垂直刺骨，上下摩骨，5日1次。

血海：用刺骨针、微铍针、特制针刀等垂直刺骨，上下摩骨，5日1次。

阳性腧穴：相关经脉阳性腧穴用刺骨针、微铍针、特制针刀等刺骨，上下摩骨，5日1次。

3. 刺骨质

（1）部位

T_3、T_7、T_9、T_{11}棘突，玉枕关、夹脊关、尾闾关、风池、大椎等，重证患者选用。

（2）操作

T_3、T_7、T_9、T_{11}棘突：T_3、T_7、T_9、T_{11}棘突压痛处用刺骨针、微铍针、特制针刀等垂直刺骨，加压刺入骨内2～3mm，拔出有吸针感，5日1次。

玉枕关：疑难症患者选用，用刺骨针、微铍针、特制针刀等快速刺过皮肤，朝内上方刺骨，加压刺入骨内2～3mm，拔出有吸针感，5日1次。

夹脊关：疑难症患者选用，用刺骨针、微铍针、特制针刀等快速刺过皮肤，垂直刺骨，加压刺入骨内2～3mm，拔出有吸针感，5日1次。

尾闾关：疑难症患者选用，用刺骨针、微铍针、特制针刀等快速刺过皮肤，垂直刺至骶骨，加压刺入骨内2～3mm，拔出有吸针感，5日1次。

风池：用刺骨针、微铍针、特制针刀等快速刺过皮肤，朝内上方刺骨，加压稍刺入骨内，拔出有吸针感，5 日 1 次。

大椎：用刺骨针、微铍针、特制针刀等垂直刺骨，加压刺入骨内 2 ～ 3mm，拔出有吸针感，5 日 1 次。

六、老年性皮肤瘙痒症

（一）概述

老年皮肤瘙痒症又称风瘙痒，将只有皮肤瘙痒而无原发性皮肤损害者称之为瘙痒症。属痒风的范畴。分全身性和局限性两种，局限性皮肤瘙痒症发生于身体的某一部位，常见的有肛门瘙痒症、阴囊瘙痒症、女阴瘙痒症、头部瘙痒症等。全身性皮肤瘙痒症则广泛地发生于身体各个部位，是与季节、天气、冷热变化和机体代谢的变化有密切关系的皮肤病。

（二）病因病机

本病为外邪侵袭，邪郁肌表，或气血亏虚，肝肾不足，肌肤失养所致。病位在皮肤，脏腑与肺、肝、肾、脾有关，经络与督脉、足三阴经、手太阴经等有关，可为单纯经脉病，或经筋病，或络脉病，久病及骨，可为经脉、经筋、络脉、骨同时涉及。

（三）诊断

1. 年龄
见于 60 岁以上的老年人。

2. 季节

冬季多发。

3. 症状

躯干最痒，常在脱衣睡觉时开始感觉股前侧、内侧，小腿等部位剧烈瘙痒，越抓越痒，直至局部出血为止。全身各处皆有瘙痒的感觉，因发痒而失眠或不能安眠，有时有湿疹样改变、苔藓样变或色素沉着，抓伤的皮肤也容易感染而发生疖肿或毛囊炎。

4. 分类

皮肤瘙痒症有泛发性和局限性之分，泛发性皮肤瘙痒症最初皮肤瘙痒仅限局限于一处，进而逐渐扩展至身体大部或全身，以夜间为重，由于不断搔抓，出现抓痕、血痂、色素沉着及苔藓样变化等继发性损害，局限性皮肤瘙痒症发生于身体的某一部位，常见的有肛门瘙痒症、阴囊瘙痒症、女阴瘙痒症、头部瘙痒症等。

（四）治疗

老年皮肤瘙痒症为疑难病证，久病者需要用刺骨疗法，以较轻刺法为主，多配合针刺皮肉筋脉等。

1. 刺骨节

（1）部位

T_3、T_7、T_9、T_{11}、L_2 棘突下旁开 20～30mm 后关节。

（2）操作

病情较重者选用，T_3、T_7、T_9、T_{11}、L_2 棘突下旁 20～30mm 后关节，用刺骨针、长针直刺至后关节囊，刺破关节囊，7日1次。

2. 刺骨膜

（1）部位

T_3、T_7、T_9、T_{11}、L_2棘突，玉枕关、夹脊关、尾闾关、风池、大椎、曲池、血海、三阴交、阳性腧穴等，病情较重者选用。

（2）操作

T_3、T_7、T_9、T_{11}、L_2棘突：T_3、T_7、T_9、T_{11}、L_2棘突压痛处用刺骨针、微铍针、特制针刀等垂直刺骨，上下摩骨，5日1次。

玉枕关：疑难症患者选用，用刺骨针、微铍针、特制针刀等快速刺过皮肤，朝内上方刺骨，上下摩骨，5日1次。

夹脊关：疑难症患者选用，用刺骨针、微铍针、特制针刀等快速刺过皮肤，垂直刺骨，上下摩骨，5日1次。

尾闾关：疑难症患者选用，用刺骨针、微铍针、特制针刀等快速刺过皮肤，垂直刺至骶骨，上下摩骨，5日1次。

风池：用刺骨针、微铍针、特制针刀等快速刺过皮肤，朝内上方刺骨，上下摩骨，5日1次。

大椎：用刺骨针、微铍针、特制针刀等垂直刺棘突，上下摩骨，5日1次。

曲池：用刺骨针、微铍针、特制针刀等垂直刺骨，上下摩骨，5日1次。

血海：用刺骨针、微铍针、特制针刀等垂直刺骨，上下摩骨，5日1次。

三阴交：用刺骨针、微铍针、特制针刀等垂直刺骨，上下摩骨，5日1次。

阳性腧穴：相关经脉阳性腧穴用刺骨针、微铍针、特制针刀等刺骨，上下摩骨，5日1次。

3. 刺骨质

（1）部位

T_3、T_7、T_9、T_{11}、L_2 棘突，玉枕关、夹脊关、尾闾关、风池、大椎等，重证患者选用。

（2）操作

T_3、T_7、T_9、T_{11}、L_2 棘突：T_3、T_7、T_9、T_{11}、L_2 棘突压痛处用刺骨针、微铍针、特制针刀等垂直刺骨，加压刺入骨内 2～3mm，拔出有吸针感，5日1次。

玉枕关：疑难症患者选用，用刺骨针、微铍针、特制针刀等快速刺过皮肤，朝内上方刺骨，加压刺入骨内2～3mm，拔出有吸针感，5日1次。

夹脊关：疑难症患者选用，用刺骨针、微铍针、特制针刀等快速刺过皮肤，垂直刺骨，加压刺入骨内2～3mm，拔出有吸针感，5日1次。

尾闾关：疑难症患者选用，用刺骨针、微铍针、特制针刀等快速刺过皮肤，垂直刺至骶骨，加压刺入骨内2～3mm，拔出有吸针感，5日1次。

风池：用刺骨针、微铍针、特制针刀等快速刺过皮肤，朝内上方刺骨，加压稍刺入骨内，拔出有吸针感，5日1次。

大椎：用刺骨针、微铍针、特制针刀等垂直刺骨，加压刺入骨内2～3mm，拔出有吸针感，5日1次。

第十七章　儿科病

一、儿童多动症

（一）概述

儿童多动症是儿童多动综合征的简称，即轻微脑功能障碍综合征，又称为注意障碍多动综合征，是一种较常见的儿童行为障碍综合征。患儿智力正常或接近正常，以难以控制的动作过多、注意力不集中、情绪行为异常、学习困难为主要表现。多见于 6～12 岁的学龄儿童。属失聪、健忘、痖证、虚烦、不寐、妄动、妄为等范畴。

（二）病因病机

本病病位在心，与肝脾肾关系密切，由先天禀赋不足、饮食失节、外伤等致肾气亏虚、痰火上扰、瘀血内停所致。受累经脉与督脉、足太阴经、足少阴经、足厥阴经等有关，可为单纯经脉病，或经筋病，或络脉病，久病及骨，也可为经脉、经筋、络脉、骨同时涉及。

（三）诊断

1. 症状

注意力障碍：注意力不集中，不能专心做事或听课，易受外界事物干扰。

行为障碍：好动、好说、好闹，自己难以控制。与年龄不相称的活动过多，语言过多，难以遵守纪律，容易影响他人学习，好与同学争吵。

情绪障碍：易怒、易兴奋。情绪不稳，易激动，控制力弱，常因不能满足其要求而大哭大闹，甚至在冲动时打闹不休，较难预测其情绪波动。

学习困难：尽管其智力不差，但由于注意力涣散，学习内容不能全面掌握，家庭作业不能按时完成，对学习缺少自信心，因而学习成绩不佳。

2. 体征

可有轻度协调运动障碍，或动作笨拙，或不能像同龄儿童那样做精细动作。

3. 实验室检查

脑电图大多正常，或有非特异性改变，如慢波增多等。

（四）治疗

小儿多动症为功能性疾病，病重或疑难者需要刺骨，也可配合针刺皮肉筋脉，多用小号针具、较轻刺法，部位较多，可分组交替选用。

1. 刺骨节

（1）部位

T_9、T_{11}、L_2 棘突下旁开 10 ～ 15mm 后关节。

（2）操作

病情较重者选用，T_9、T_{11}、L_2 棘突下旁开 10 ～ 15mm，用刺骨针、长针直刺至后关节囊，刺破关节囊，7 日 1 次。

2. 刺骨膜

（1）部位

T_9、T_{11}、L_2 棘突、百会、印堂、玉枕关、夹脊关、尾闾关、风池、大椎、三阴交等，病情较重者选用。

（2）操作

T_9、T_{11}、L_2 棘突：用刺骨针、微铍针、特制针刀等垂直刺骨，上下摩骨，5 日 1 次。

百会：用刺骨针、微铍针、特制针刀等快速刺过皮肤，垂直刺骨，上下摩骨，5 日 1 次。

印堂：用刺骨针、微铍针、特制针刀等快速刺过皮肤，垂直刺骨，上下摩骨，5 日 1 次。

玉枕关：疑难症患者选用，用刺骨针、微铍针、特制针刀等快速刺过皮肤，朝内上方刺骨，上下摩骨，5 日 1 次。

夹脊关：疑难症患者选用，用刺骨针、微铍针、特制针刀等快速刺过皮肤，垂直刺骨，上下摩骨，5 日 1 次。

尾闾关：疑难症患者选用，用刺骨针、微铍针、特制针刀等快速刺过皮肤，垂直刺至骶骨，上下摩骨，5 日 1 次。

风池：用刺骨针、微铍针、特制针刀等快速刺过皮肤，朝内上方刺骨，上下摩骨，5 日 1 次。

大椎：用刺骨针、微铍针、特制针刀等垂直刺骨，上下摩骨，5日1次。

三阴交：用刺骨针等垂直刺骨，上下摩骨，5日1次。

3. 刺骨质

（1）部位

T_9、T_{11}、L_2 棘突，玉枕关、夹脊关、尾闾关、风池等，重证患者选用。

（2）操作

T_9、T_{11}、L_2 棘突：用刺骨针、微铍针、特制针刀等垂直刺骨，加压刺入骨内 $2 \sim 3$mm，拔出有吸针感，5日1次。

百会：用刺骨针、微铍针、特制针刀等快速刺过皮肤，垂直刺骨，加压刺入骨内 $2 \sim 3$mm，5日1次。

玉枕关：疑难症患者选用，用刺骨针、微铍针、特制针刀等快速刺过皮肤，朝内上方刺骨，加压刺入骨内 $2 \sim 3$mm，拔出有吸针感，5日1次。

夹脊关：疑难症患者选用，用刺骨针、微铍针、特制针刀等快速刺过皮肤，垂直刺骨，加压刺入骨内 $2 \sim 3$mm，拔出有吸针感，5日1次。

尾闾关：疑难症患者选用，用刺骨针、微铍针、特制针刀等快速刺过皮肤，垂直刺至骶骨，加压刺入骨内 $2 \sim 3$mm，拔出有吸针感，5日1次。

风池：用刺骨针、微铍针、特制针刀等快速刺过皮肤，朝内上方刺骨，加压稍刺入骨内，拔出有吸针感，5日1次。

二、小儿脑瘫

（一）概述

小儿脑瘫又称小儿脑性瘫痪、小儿大脑性瘫痪，俗称脑瘫。是指从出生后一个月内脑发育尚未成熟阶段，由于非进行性脑损伤所致的以姿势各运动功能障碍为主的综合征。是小儿时期常见的中枢神经障碍综合征，病变部位在脑，累及四肢，常伴有智力缺陷、癫痫、行为异常、精神障碍及视觉、听觉、语言障碍等症状。属痿证、五迟等范畴。

（二）病因病机

小儿脑瘫由于父精不足，母血亏虚，导致胎儿禀赋不足，精血不足，不能充养脑髓，或生产损伤，瘀血内阻，脑髓失养，或脑髓直接损失，或后天养护失当，肝肾不足、脾肾两虚，精血亏虚，脑髓失养所致。与督脉、手足三阳经、三阴经相关，为经脉病、经筋病、络脉病、骨病，或经脉、经筋、络脉、骨同病。

（三）诊断

1. 早期症状

（1）新生儿或3个月婴儿易惊、啼哭不止、厌乳和睡眠困难。

（2）早期喂养、进食咀嚼、饮水、吞咽困难，以及有流涎、呼吸障碍。

（3）感觉阈值低，表现为对噪声或体位改变易惊，拥抱反射增强伴哭闹。

（4）生后不久的正常婴儿，因踏步反射影响，当直立时可见两脚交互迈步动作。3月龄时虽然可一度消退，但到了3个月仍无站立表示或迈步者，即要怀疑小儿脑瘫。

（5）过百天的婴儿尚不能抬头，4～5个月挺腰时头仍摇摆不定。

（6）握拳：一般生后3个月内婴儿可握拳不张开，如4个月仍有拇指内收，手不张开应怀疑小儿脑瘫。

（7）正常婴儿应在3～5个月时看见物体会伸手抓，若5个月后还不能者疑为小儿脑瘫。

（8）一般生后4～6周会笑，以后会认人。痉挛型小儿脑瘫患儿表情淡漠，手足徐动型常呈愁眉苦脸的样子。

（9）肌肉松软不能翻身，动作徐缓。触摸小儿大腿内侧，或让小儿脚着床或上下跳动时，出现下肢伸展交叉。

（10）僵硬，尤其在穿衣时，上肢难穿进袖口，换尿布清洗时，大腿不易外展，擦手掌时，以及洗澡时出现四肢僵硬，婴儿不喜欢洗澡。

（11）过早发育：出现过早翻身，是突然的反射性翻身，全身翻身如滚木样，不是有意识的节段性翻身。痉挛性脑瘫的婴儿，坐稳前可出现双下肢僵硬，出现像芭蕾舞演员那样的足尖站立。

2. 主要症状

（1）运动障碍

运动自我控制能力差，严重者双手不会抓东西，双脚不会行走，有的甚至不会翻身，不会坐起，不会站立，不会正常地咀嚼和吞咽。

（2）姿势障碍

各种姿势异常，姿势的稳定性差，3个月仍不能头部竖直，习惯于偏向一侧，或者左右前后摇晃。孩子不喜欢洗澡，洗手时不易将拳头掰开。

（3）智力障碍

智力正常的约占1/4，智力轻度、中度不足的约占1/2，重度智力不足的约占1/4。

（4）语言障碍

语言表达困难，发音不清或口吃。

（5）视听觉障碍

以内斜视及对声音的节奏辨别困难最为多见。

（6）生长发育障碍

矮小。

（7）牙齿发育障碍

质地疏松、易折。口面功能障碍，脸部肌肉和舌部肌肉有时痉挛或不协调收缩，咀嚼和吞咽困难，口腔闭合困难以及流口水。

（8）情绪和行为障碍

固执、任性、易怒、孤僻，情绪波动大，有时出现强迫、自伤、侵袭行为。

（9）癫痫

有39%～50%的脑瘫儿童诱发癫痫，尤其是智力重度低下的孩子。

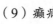

（四）治疗

小儿脑瘫为儿科疑难证，目前没有好的疗效，刺骨疗法有一定疗效，尤其针刺皮肉筋脉效果欠佳者，与其他刺法配合选用，头部刺骨应注意骨发育情况，避免刺伤大脑，多用小号针具、较轻刺法。

1. 刺骨节

（1）部位

相关脊柱棘突下旁开 10 ～ 15mm 后关节。

（2）操作

病情较重者选用，相关脊柱棘突下旁 10 ～ 15mm 后关节，用刺骨针、长针、微铍针、特制针刀等直刺至后关节囊，刺破关节囊，7 日 1 次。

2. 刺骨膜

（1）部位

相关脊柱棘突、百会、印堂、玉枕关、夹脊关、尾闾关、风池、大椎、三阴交等，头部腧穴较小患儿慎用或禁用，病情较重者选用。

（2）操作

相关脊柱棘突：用微铍针、特制针刀等垂直刺骨，上下摩骨，5 日 1 次。

百会：用微铍针、特制针刀等快速刺过皮肤，垂直刺骨，上下摩骨，5 日 1 次。

印堂：用微铍针、特制针刀等快速刺过皮肤，垂直刺骨，上下摩骨，5 日 1 次。

玉枕关：疑难症患者选用，用刺骨针、微铍针、特制针刀等快速刺过皮肤，朝内上方刺骨，上下摩骨，5日1次。

夹脊关：疑难症患者选用，用刺骨针、微铍针、特制针刀等快速刺过皮肤，垂直刺骨，上下摩骨，5日1次。

尾闾关：疑难症患者选用，用刺骨针、微铍针、特制针刀等快速刺过皮肤，垂直刺至骶骨，上下摩骨，5日1次。

风池：用微铍针、特制针刀等快速刺过皮肤，朝内上方刺骨，上下摩骨，5日1次。

大椎：用微铍针、特制针刀等垂直刺骨，上下摩骨，5日1次。

三阴交：用刺骨针等垂直刺骨，上下摩骨，5日1次。

3. 刺骨质

（1）部位

相关脊柱棘突、玉枕关、夹脊关、尾闾关、风池、大椎等，较大患儿重证选用。

（2）操作

相关脊柱棘突：用刺骨针、微铍针、特制针刀等垂直刺骨，加压刺入骨内2～3mm，拔出有吸针感，5日1次。

百会：用刺骨针等快速刺过皮肤，垂直刺骨，入骨内约1mm，5日1次。

玉枕关：疑难症患者选用，用刺骨针、微铍针、特制针刀等快速刺过皮肤，朝内上方刺骨，加压刺入骨内约1mm，拔出有吸针感，5日1次。

夹脊关：疑难症患者选用，用刺骨针、微铍针、特制针刀等快速刺过皮肤，垂直刺骨，加压刺入骨内约1mm，拔出有吸针感，5日1次。

尾闾关：疑难症患者选用，用刺骨针、微铍针、特制针刀等快速刺过皮肤，垂直刺至骶骨，加压刺入骨内约1mm，拔出有吸针感，5日1次。

风池：用微铍针、特制针刀等快速刺过皮肤，朝内上方刺骨，加压稍刺入骨内，拔出有吸针感，5日1次。

大椎：用微铍针、特制针刀等垂直刺骨，加压刺入骨内约1mm，拔出有吸针感，5日1次。

主要参考书目

［1］周凤梧，张灿玾．黄帝内经素问语释．济南：山东科学技术出版社，1985.

［2］王玉兴．黄帝内经灵枢三家注．北京：中国中医药出版社，2013.

［3］王洪图，贺娟．黄帝内经灵枢白话解．北京：人民卫生出版社，2004.

［4］李平华，孟祥俊．小周天微铍针疗法．北京：中国医药科技出版社，2017.

［5］李平华，孟祥俊．内经针法——五体针刺疗法．北京：人民卫生出版社，2019.

［6］田代华，刘更生．灵枢经．北京：人民卫生出版社，2005.

［7］田代华．黄帝内经素问．北京：人民卫生出版社，2005.

［8］梅自强，廖冬晴．黄帝外经解要与直译．昆明：云南出版集团公司云南人民出版社，2012.

［9］高也陶．本末出候——望诊．北京：中医古籍出版社，2015.